LA MÉDECINE POPULAIRE

A l'usage de l'Homme
et des Animaux

PAR

Jean de St-YBAULT

1re ÉDITION

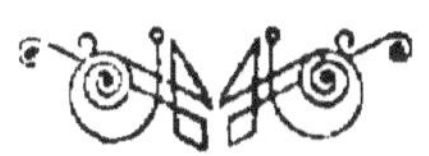

NIORT

IMPRIMERIE A. LEMERCIER

5, Rue Yver, 5

PREMIÈRE PARTIE

CONSEILS PRATIQUES AUX MALADES

LA
MÉDECINE POPULAIRE

A l'usage de l'Homme et des Animaux

PAR

Jean de St-YBAULT

1re ÉDITION. — PRIX : 1 fr. 50

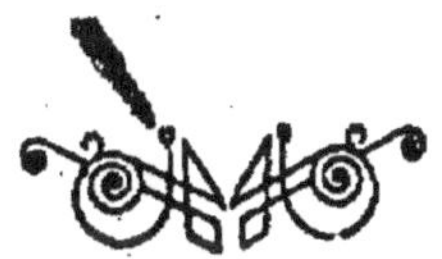

NIORT

IMPRIMERIE A. LEMERCIER

5, Rue de Yver, 5

PRÉFACE

Un grand homme a dit : « Un peuple instruit est un peuple fort ; un peuple laboureur est un peuple riche. » En effet, si l'instruction nous donne la force, l'agriculture, c'est-à-dire le travail de la terre, le travail des champs, nous donne la richesse.

La terre, cette grande mère nourricière, qui de son sein nous inonde de tous ses produits sans jamais se lasser, si on ne l'abandonne pas, et qui répand sur nous ses dons de toutes espèces, n'a-t-elle pas droit à tous nos soins ?

L'homme qui cultive le sol, qui le soigne, n'a-t-il pas droit à tous nos égards, à toute notre reconnaissance ?

Dans sa tendre prévoyance, la nature savait que l'homme à lui seul ne pouvait pas arriver à tirer de la terre tout le parti qui lui revenait, aussi lui a-t-elle adjoint des aides, des compagnons, des amis, qui lui facilitent son travail ; ces amis sont les animaux.

Les animaux, ces fidèles serviteurs de l'homme, qui lui rendent tant de services pendant leur vie, et qui, la plupart, le nourrissent après leur mort, ont donc droit aussi eux, à tous nos soins et à notre bienveillance.

Attendu que comme nous, les animaux sont sujets aux accidents et aux maladies et que malheureusement chez eux, comme chez nous, les épidémies font souvent de grands ravages ; ravages qui viennent le plus généralement tromper les espérances du pauvre cultivateur ou mettre le deuil dans les familles.

Il est donc à nous de nous entourer de tous les moyens qui sont mis à notre portée, à notre disposition, pour combattre et vaincre le mal qui cherche à nous atteindre dans notre existence et dans celle de nos premiers serviteurs : les animaux.

Certaines maladies traitées dès le début sont insignifiantes et peuvent être arrêtées à peu de frais alors qu'elles deviennent très graves et très coûteuses si on ne leur prodigue pas de suite tous les soins qu'elles réclament ; d'autres sont presque foudroyantes si on n'a pas immédiatement sous la main les produits nécessaires à les enrayer en attendant l'homme de science, qu'il faut aller quérir généralement à plusieu s kilomètres ou que l'on trouve quelquefois déjà en tournée.

Je ne suis pas sans savoir que chaque chef de famille ne peut posséder toute la science médicale et vétérinaire, mais n'est-il pas indispensable de lui donner une connaissance sommaire de tout ce qui concerne l'hygiène et les premiers soins à donner aux membres de sa famille et à ses premiers serviteurs ?

En suivant les conseils qui sont donnés sur ce petit livre, vous vous éviterez bien des ennuis et des pertes d'argent. Conservez-le soigneusement, les indications qu'il contient vous seront de la plus grande utilité.

Répandez-le le plus possible autour de vous, vous prendrez un service signalé en faisant connaître les produits ou les remèdes précieux qu'il commande.

Ayez toujours sous la main, dans votre petite pharmacie de famille, les produits les plus usités et que vous pouvez avoir besoin à chaque instant pour les maladies nécessitant un vif et prompt secours.

Dans la médecine vétérinaire, j'ai à vous recommander tout particulièrement, les produits de la MAISON BRILLAULT. *J'ai eu très souvent l'occasion de les apprécier, aussi c'est faire œuvre juste et féconde que de recommander à l'attention des intéressés les différents produits indispensables qui sortent de son laboratoire.*

Des produits similaires aux siens sont vendus par d'autres maisons, mais de tous, je puis l'affirmer ; je n'en ai jamais trouvé d'aussi bien dosés et proportionnés. Partout, je ne les ai vu employer qu'avec succès. Je vous engage donc de refuser catégoriquement les produits ne sortant pas de sa maison et d'attendre le prochain passage de son représentant ou de demander directement à M. BRILLAULT, *à Beauvoir-sur-Niort (Deux-Sèvres), les produits qu'il vous faut, ses envois sont toujours faits par retour du courrier.*

Si j'ai pu vous engager à lire avec toute la bienveillance et l'intérêt désirables les quelques pages qui suivent, ce court article aura été pour moi la plus fructueuse et la plus douce tâche de ma vie.

JEAN DE SAINT-YBAULT.

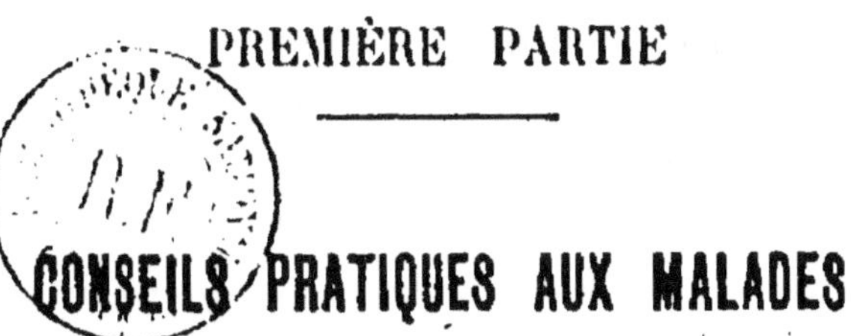

CONSEILS PRATIQUES AUX MALADES

Abcès. — Un cataplasme fait de miel, beurre, graisse de porc, levain, sel et pain grillé, est très efficace pour percer toute tumeur. Chercher à amener ensuite la résolution du pus ou lui donner accès au dehors. Laver l'extérieur avec de l'eau boriquée. Alimentation fortifiante.

Accouchement (*Soins à l'*). — Éviter les émotions et surveiller l'hémorrhagie. Quelques heures après l'accouchement, le nouveau-né devra être présenté au sein, lors même que la secrétion n'est pas complète.

Les injections et lavages antiseptiques devront tre répétés plusieurs fois par jour et l'accou- ée doit, par prudence, garder le lit une quin- ine de jours.

Si la mère nourrit, ce qui est la règle, donner ne nourriture légère, mais très fortifiante, et le eilleur vin.

Si la mère ne doit pas nourrir, frictions sur les seins avec une pommade résolutive, tisane avec des plantes antilaiteuses et purgations répétées ; comprimer les seins avec une épaisse couche de ouate.

Age. — On le partage communément en quatre âges distincts :

L'enfance, l'adolescence, l'âge adulte et la vieillesse. Chacune de ces périodes prédispose à certaines maladies et exige une médication spéciale.

1° *L'enfance* (époque d'accroissement) a besoin de phosphate pour le développement de son système osseux (sirop de lactophosphate de chaux, quinquina, viandes saignantes). C'est dans cette période de la vie que les diathèses héréditaires (lymphatisme, herpétisme, etc.) seront combattues avec le plus de succès (sirop de raifort iodé, huile de foie de morue).

2° *L'adolescence* : éviter le surmenage intellectuel et physique, régime tonique et fortifiant (iodure de fer et manne, vin de peptone).

3° *L'âge adulte* : éviter les excès de toute nature, dépuratifs répétés de temps en temps au changements de saison, tisane de feuilles de noyer.

4° *La vieillesse* est l'âge des atrophies organiques. Régime peu animalisé, plutôt végétal, éviter la constipation avec grand soin, tisane rafraîchissante, bon vin.

Age critique. — La disparition des règles est généralement signalée par des troubles plus ou moins graves de la santé : névrophathies, pertes de sang, eczéma, etc.

Nourriture légère très fortifiante, vin fin ferrugineux, éviter avec soin la constipation, se purger avec 30 grammes d'huile de ricin.

Aigreurs d'estomac. — Sensation désagréable d'acreté causée par la régurgitation des liquides plus ou moins acides à la suite d'une mauvaise digestion. A chaque repas, mettez dans votre boisson une petite pincée de bicarbonate de soude ; de temps en temps, légère purge ; dans la journée, quelques pastilles antigastralgiques et au moment des renvois un cachet de charbon végétal pour absorber les gaz.

Albuminerie. — Est caractérisée par la présence de l'albumine dans les urines. L'albuminerie n'est pas à proprement parler une maladie, mais un symptôme de nombreuses maladies. Lorsque l'urine est très mousseuse, on devra recourir de suite à l'analyse des urines, qui devra constater non seulement la présence, mais rechercher surtout si l'albumine provient du rein ou de la présence accidentelle du pus ou du sang dans l'urine.

Diète lactée, et consulter le médecin.

Allaitement. — L'allaitement est dit ma-

ternel, étranger ou artificiel, suivant qu'il est
constitué par le lait de la mère, d'une nourrice
ou par celui des animaux domestiques.

*Allaitement maternel ou allaitement par une nour-
rice.* — Les mets acides, les crudités, les épicés
le vin pur doivent être supprimés ; éviter les
fatigues, les veillées et prendre les plus grands
soins de propreté. Les nourrices prédisposées à
la constipation devront faire usage de laxatifs
légers, tisane rafraîchissante, lavements addi-
tionnées d'une ou deux cuillerées à bouche de
glycérine pure pour augmenter la sécrétion et
les qualités nutritives.

L'enfant devra téter à intervalles réguliers,
toutes les deux heures au plus.

Allaitement artificiel. — Se fait au moyen de
biberons. Le nombre de ces appareils est très
considérable. A notre avis, on doit donner la
préférence à celui dont l'entretien de propreté
est le plus facile, qui a le moins de pièces, pas
de caoutchouc, si ce n'est la tétine, et dont le
fonctionnement est le plus régulier ; le biberon
qui remplit le mieux toutes ces conditions est le
biberon sans tube.

Usage de lait bouilli, légèrement sucré et
coupé d'eau bouillie et filtrée (une cuillerée de
lait et deux d'eau bouillie). La quantité d'eau
diminuera progressivement avec l'âge de l'enfant. Le biberon devra être lavé à l'eau chaude
avant et après chaque repas.

Alopécie (*Chute temporaire ou accidentelle des cheveux et de la barbe*). — Tenir les cheveux courts, pommade et friction à l'eau de quinine, et mettez dans une bouteille 1/3 pétrole, 2/3 d'eau, le jus d'un citron, parfumer à volonté, et frictionnez-vous les cheveux ou la barbe matin et soir avec ce liquide, qu'il faudra bien agiter avant de s'en servir. Pour les personnes aisées, on pourra ajouter un gramme environ de pilocarpine par litre de liquide, mais ce produit est d'un prix très élevé, de 3 à 4 francs le gramme.

Amaigrissement (*Diminution graduelle de l'embonpoint*). — Rechercher la cause et la combattre, puis régime fortifiant, bon vin, peu de fatigue, faire bouillir de l'écorce de quinquina et en boire plusieurs verres par jour ; une pincée de bicarbonate de soude dans la boisson à chaque repas pour faciliter la digestion.

Aménorrhée (*Absence de règles*). — Est due le plus souvent à la faiblesse de constitution. Vin ferrugineux, tisane à l'écorce de quinquina. Nourriture fortifiante.

L'usage de l'aloès suffit souvent seul pour ramener les règles. (4 à 5 pilules le soir en se couchant).

Ampoules (*Soulèvement de l'épiderme par quel-*

ques gouttes de sérosité incolore.) — Percer l'épiderme avec une épingle, de façon à en faire sortir la sérosité, mais éviter d'enlever la peau.

Amygdalite (*Inflammation fréquente des amygdales*). — Gargarisme astringent au début. Quelquefois vomitif. Pour combattre la prédisposition, sucer de temps en temps des pastilles au chlorate de potasse ou des pastilles de chlorhydrate de cocaïne.

On se gargarise avec une cuillerée à café de bicarbonate de soude dans un verre d'eau.

Anémie (*Appauvrissement du sang*). — L'anémie est caractérisée par la diminution des globules sanguins plutôt que par l'absence de sang. Exercice au grand air. Bains sédatifs et fer Bravais, 12 à 15 gouttes aux repas. Le soir au coucher, lotions sédatives sur le dos et les reins, tisane à l'écorce de quinquina.

Angine (*Mal de gorge*). — Au début, gargarismes émollients avec la racine de guimauve, entourer la gorge de ouate et de flanelle, bains de pieds avec une poignée de farine de moutarde dans l'eau et, si les phénomènes inflammatoires sont intenses, vomitif (une cuillerée d'ipéca), pastilles au chlorate de potasse.

Angine de poitrine. — Cette affection se manifeste par accès souvent très graves. Les humatisants y sont particulièrement prédisposés. Douleur subite déchirante derrière le sternum, au cœur. s'irradiant au cou et au bras gauche, le malade se retient de respirer tellement la douleur qu'il en éprouve est vive.

Recourir sans tarder à des affusions d'eau sédative sur la poitrine, sous l'aisselle et autour du cou. Cataplasme de farine de lin, vie calme. S'abstenir surtout de café et de boissons alcooliques.

Anorexie (*Manque d'appétit, dégoût des aliments*). — Cette indisposition marque souvent le début d'une maladie aigüe. Prendre dès le lendemain une bonne purge (celle préférée), l'huile de ricin est la plus recommandable. S'il y a fièvre, consulter le médecin. Si l'anorexie est habituelle, laxatifs fréquents, quelques pastilles d'aloès tous les jours ou tous les deux ou trois jours, le soir en se couchant, et au commencement de chaque repas un verre à liqueur de vin de quinquina. Soutenir les enfants, les vieillards, par des vins phosphatés.

Aphonie (*Perte de la voix, extinction de voix*). — C'est souvent la suite d'un rhume ou d'une fatigue des cordes vocales. Maintenir la gorge le plus chaudement possible, sucer quelques pastilles de borax, de soufre, de goudron, bains de pieds sinapisés répétés.

Apoplexie (*Coup de sang*). — Quoique l'attaque ne puisse être prévue d'une manière absolue, elle donne cependant quelques avertissements. Ce sont : des vertiges, des hallucinations rotatoires, des éblouissements, des troubles de la vue, des tintements d'oreilles, de l'engourdissement dans les membres, de l'embarras dans la parole, etc. Vie régulière ; éviter avec le plus grand soin la constipation. 2 ou 3 pilules d'aloès par jour, le soir en se couchant.

Veiller à l'accomplissement régulier des fonctions urinaires, être sobre, usage à petites doses d'iodure de potassium (2 dragées par jour). S'abstenir d'alcool de toutes espèces. Au moment de l'attaque, en attendant l'arrivée du médecin, promener des sinapismes sur les membres inférieurs ; compresses froides ou vessie pleine de glace sur le front ; sangsues aux chevilles.

Appétit (*Perte de l'*). — Voy. ANOREXIE.

Asphyxie. — Exposer l'asphyxié à l'air pur, le débarrasser de ses vêtements et s'efforcer de rétablir la respiration et la circulation. Les personnes munies de l'Elixir météorifuge Brillault devront en verser quelques gouttes sur un mouchoir et faire respirer avec précaution, frictions sur le corps, les jambes et la plante des pieds avec une brosse dure ; faire avaler quelques cuillerées à café de bonne eau-de-vie. Quelquefois faire vomir.

Asthme. — Est caractérisé par des accès de dyspnée avec un sentiment d'oppression revenant à des intervalles irréguliers ; éviter les refroidissements, les lieux humides, les poussières irritantes, et porter de la flanelle pendant les accès, cigarettes antiasthmatiques, à l'intérieur dragées d'iodure de potassium (4 à 8 par jour) pour prévenir et diminuer les accès, cataplasmes sinapisés et bains de pieds sinapisés.

Atonie (*Faiblesse, lassitude générale*). — Stimuler la nutrition par des frictions sur tout le corps au moyen du gant de crin et par des bains stimulants, vin phosphaté et ferrugineux, nourriture fortifiante, se donner beaucoup de mouvement, de distraction.

Attaques de nerfs. — Aspersion d'eau froide sur la figure, faire respirer de l'éther ou de l'acide acétique ou à défaut du vinaigre, mettre quelques gouttes d'éther sur un morceau de sucre et faire prendre. Pour éloigner les attaques, faire usage de l'Elixir sédatif (polybromure chloralé).

Blennorrhagie (*Chaudepisse*). — Eviter les fatigues de toutes sortes ; dès le début, tisane de graine de lin, mettre du bicarbonate de soude dans la boisson (eau et lait de préférence), laisser couler une huitaine de jours, faire dissoudre

ensuite un gramme de permanganate de potass
dans un litre d'eau chaude et se donner plusieurs injections par jour avec ce liquide, prendre en même temps tous les jours plusieu s
capsules de copahu, d'opiat ou de Santal.

S'abstenir de bière et d'alcool de toutes espèces.

Blessures (*Petites blessures de la peau, écor-
chures*). — On ne doit négliger aucune petite
lésion de la peau. Une égratignure, une écor-
chure, une crevasse, une petite morsure d'insecte, etc., peuvent devenir le point de départ
d'une inflammation, d'un Erysipèle (voir ce mot),
etc. Laver avec soin la petite blessure avec l'eau
boriquée, l'eau phéniquée, l'eau blanche, arnica, etc., et la tenir soigneusement à l'abri du
contact de l'air, et on arrose de temps en temps
la bande avec de l'alcool camphré.

Boulimie (*Faim excessive*). — Appétit vorace
que l'on apaise difficilement et qui s'accompagne ordinairement de défaillance. Cette maladie est parfois nerveuse. Dans ce cas, vin ferrugineux.

D'autres fois, elle est causée par la présence
du ténia (ver solitaire) dans les intestins (Voy.
Vers intestinaux).

Enfin, elle peut tenir à la convalescence d'une
maladie trop grave : fièvre typhoïde, etc. S'abs-

tenir de manger à sa faim, augmenter progressivement les aliments. Sirop pepto-phosphate.

Bourdonnement d'oreilles. — Symptôme fréquent dans les maladies de l'oreille, dans les fièvres (fièvre typhoïde surtout), etc., on les observe après l'absorption du sulfate de quinine. Consulter un médecin spécialiste.

Boutons. — Si les boutons sont dus à des maladies spéciales, sirop dépuratif, Rob dépuratif à base de salseparcillle rouge ; se purger de temps en temps.

Bronchites. — La bronchite s'annonce par une oppression derrière le sternum et une difficulté de la respiration, frissons, fièvre. perte d'appétit, toux d'abord sèche puis suivie de crachats blancs.

Appliquer toutes les deux heures, tantôt sur la poitrine, tantôt entre les deux épaules, un cataplasme sinapisé, et sirop pectoral, sirop Rami. Garder la chambre, même le lit.

Soutenir les forces du malade par des bouillons, un lait de poule le soir, puis potages, œufs.

Pour les enfants en bas âge, donner de temps en temps une cuillerée de sirop d'ipécacuanha lorsque les crachats ne pourront être expectorés et menaceront de s'accumuler à la base des poumons, ce qui amène chez eux un point de côté.

Brûlures. — Si la brûlure est due au feu et n'a pas mis les chairs à découvert, on tient quelques instants toute la plaie recouverte d'eau salée tiède, ensuite on applique une compresse enduite d'une couche épaisse de pommade camphrée qu'on renouvelle deux ou trois fois par jour. S'il se forme des ampoules, les percer à l'aide d'une aiguille et faire sortir le liquide qu'elles renferment, en évitant avec le plus grand soin d'enlever la peau.

Si la brûlure a fait plaie, on ne lave pas, mais aussitôt qu'on le peut on saupoudre les plaies avec de la poudre de camphre, que l'on recouvre avec des plumasseaux de charpie fortement enduits de pommade camphrée, ou bien de simples feuilles de papier enduites de pommade camphrée ; on maintient le tout avec des tours de bandes appropriées ; on renouvelle ce pansement soir et matin, en ayant toujours en vue que l'air ne pénètre pas jusqu'à la plaie pendant l'intervalle des pansements.

En cas de brûlures graves, consulter le médecin au plus tôt.

Calculs. — Concrétions pierreuses qui se forment dans la vessie (calculs vésicaux), dans les reins, etc. Il faut faire l'analyse des calculs et traitement approprié à leur nature. Comme préservatif, suc d'herbes alcalin au printemps. Au moment des douleurs qui accompagnent l'émission des calculs, purgatifs légers répétés, quelques pilules d'aloès par jour. Rien n'est en état de dissoudre des calculs ; seulement le régime hygiénique en prévient la formation par l'usage du camphre et de l'eau de goudron, car il faudrait que les reins fussent bien profondément endommagés pour que l'urine la plus sédimenteuse et la plus chargée d'acide urique ne devint pas liquide dès qu'on se met à ce régime.

Calvitie (*Perte des cheveux*). — Quand ce n'est pas par suite de l'âge ou par suite de traitements arsenicaux ou mercuriels, on peut arrêter la chute des cheveux et même les faire repousser. J'ai vu différents traitements réussir ; un, surtout, est très simple et peut être préparé par tout le monde ; il a donné, dans beaucoup de cas, d'excellents résultats.

Faites bouillir dans les 3/4 d'un litre d'eau une petite poignée de romarin, comme si vous vouliez en faire de la tisane ; mettez cette tisane dans un litre, ajoutez-y le jus d'un citron et remplissez la bouteille jusqu'au goulot de pétrole le plus pur possible, ajoutez-y un gramme de pilocarpine que vous ferez dissoudre dans très peu d'eau chaude, et vous parfumerez ensuite à volonté pour enlever l'odeur du pétrole ; frictionnez-vous convenablement avec ce liquide, matin et soir.

Cette préparation peut se faire sans pilocarpine (ce produit coûtant excessivement cher, 3 à 4 fr. le gramme), mais les personnes aisées qui pourront l'ajouter s'en trouveront que plus satisfaites. Cette préparation est employée également avec succès pour la pelade (Recommandation : faire couper les cheveux le plus souvent et le plus ras possible).

Carreau. — Ballonnement du ventre avec tumeurs multiples autour de l'ombilic ; souvent diarrhée chronique ; l'enfant perd l'appétit et le sommeil qui est remplacé par une somnolence continuelle ; il éprouve des coliques et une alternative de constipation et de diarrhée.

On applique sur le ventre tantôt des compresses d'eau sédative et tantôt, mais principalement la nuit, un cataplasme vermifuge. On frictionne l'enfant vigoureusement au moins trois fois par jour. Sirop de chicorée dans de la tisane de salsepareille, soir et matin ; huile de foie de morue ou sirop de raifort iodé. Lui faire boire tous les matins du lait bouilli avec trois gousses d'ail.

Catalepsie. — Accès qui surviennent irrégulièrement avec suspension de la connaissance et du mouvement ; les membres conservent la position qu'on leur donne. Insufflation des paupières, aspersions froides sur le visage, etc., prévenir les attaques par le bromure de potassium, les dragées de bromure de camphre.

Catarrhes (*Enrouement, vieux rhume, toux*). — Inflammation ancienne ou chronique de la muqueuse des bronches, caractérisée par une toux habituelle et une expectoration muqueuse plus ou moins abondante de crachats opaques. Le catarrhe bronchique est la conséquence de rhumes négligés et mal soignés au début. A l'extérieur, sur la poitrine et la gorge, teinture d'iode et cataplasmes sinapisés ; à l'intérieur, aloès tous les 2 jours, sirop Rami, couper le vin au repas avec de l'eau de goudron.

Cauchemar (*Mauvais rêves*). — Sentiment d'oppression sur la région épigastrique et réveil en sursaut avec anxiété extrême.

Prendre tous les soirs un verre d'eau sucrée saupoudrée de camphre (une petite pincée de poudre), et aiguisée d'une ou 2 gouttes d'éther.

Charbon. — Le charbon est caractérisé par la production d'un bouton qui devient noir comme du charbon, pustule de mauvaise nature capable de donner promptement la mort.

Aussitôt l'apparition de la tumeur charbonneuse, envoyer chercher le médecin, et en attendant, compresse d'alcool camphrée ; on lotionne souvent les alentours de la partie malade av c de l'eau sédative.

Chlorose (*Pâles couleurs, anémie, leucémie*). — Affecte particulièrement les jeunes filles et est due à la diminution de la proportion de fer des globules sanguins, elle est caractérisée par la pâleur des lèvres et des conjonctives, des troubles de la digestion, de la circulation, troubles menstruels, le sang est plus ou moins abondant, très pâle.

Viandes rôties et saignantes, vin généreux, tisane à l'écorce de quinquina, exercice au grand air.

Aux jeunes filles, donner le fer Bravais concentré (15 gouttes à chaque repas). Aux enfants, donner le fer Gaffard.

Choléra. — Le choléra est le produit de la décomposition sur une grande échelle des eaux croupissantes, des exhalaisons méphitiques qui montent des égouts et des ports de mer ou criques.

Le choléra qui a régné en France en 1865, 1866, 1884 et 1892, devient aussi meurtrier, aussi foudroyant que sur les bords du Gange, toutes les fois qu'une comète réfracte et condense les rayons du soleil comme en un foyer sur une localité. On remarque que souvent la volaille en est la première atteinte.

Au début, vomissements nombreux, selles bilieuses, puis diarrhées durant 3 à 4 jours, et enfin période algide avec selles aqueuses, incolores, dans lesquelles nagent des flocons blanchâtres comparables à des grains de riz (selles riziformes).

Combattre 1° les vomissements (glace en morceau, sirop d'éther);

2° La diarrhée, paquets de bismuth ou antidiarrhéique Dupuis, etc., enfin réchauffer le malade, frictions avec des linges chauds, boissons alcooliques stimulantes, alcool de mélisse, de menthe, et appeler le médecin à la hâte.

Cholérine. — Est caractérisée par une diarrhée abondante, des coliques, quelquefois des vomissements, ne négligez pas ces symptômes, combattez-les, car souvent la cholérine précède de quelques jours de choléra.

Antidiarrhéique Dupuis (2 à 4 cuillerées à bouche dans la journée), et 2 à 4 grammes par jour de sous-nitrate de bismuth.

Chorée (*Danse de St-Guy*). — Est caractérisée par des mouvements désordonnés et involontaires des membres. Dragées de bromure de potassium, de bromure de camphre, élixir sédatif, sirop antinerveux du Dr Pauly.

Coliques. — Affection morbide du gros

intestin, douleurs qui semblent serrer violemment le ventre. Les douleurs sont telles qu'il n'en existe pas de plus violentes ; le malade se serre le ventre à deux mains, trépigne des pieds, ne sait comment se tenir en place et comment s'empêcher de crier.

Avant toute espèce d'interprétation, huile de ricin, 30 grammes environ, cataplasmes de farine de lin bien chauds sur le ventre, friction à la pommade camphrée sur le ventre et les reins, essuyer ensuite le ventre avec l'alcool camphrée, un petit verre de brou de noix ou même 1/2 verre d'huile de noix ou d'olive.

Coliques néphrétiques. — Voy. NÉPHRÉTIQUES.

Clous (*Furoncle*). — Voy. ABCÈS.

Congestion célébrale. — Voy. MÉNINGITE.

Conjonctivite. — Inflammation des paupières avec secrétion de larmes et de mucus. En général, la secrétion de pus est peu abondante, mais pendant la nuit, le mucus et le pus se concrètent sur le bord des paupières et les fait coller ensemble. Compresses chaudes plusieurs fois par jour avec de l'eau boriquée dans les conjonctives chroniques, huile de foie de morue, sirop de raifort iodé.

Constipation. — Exerce une très fâcheuse influence sur la santé générale et doit être combattue avec soin. Tisanes rafraîchissantes, 2 ou 3 pilules d'aloès tous les jours, Rob antiglaireux, purgatifs répétés.

Contagion (*Maladies contagieuses*). — Beaucoup de ces maladies doivent être envisagées et traitées comme si elles étaient primitivement locales, c'est-à-dire ayant pour point de départ la partie du corps qui leur a servi de porte d'entrée, exemple : la dipthérie. Propreté excessive, désinfection de la peau, des cavités naturelles, fosses nasales (irrigations boriquées) pour la bouche, usage fréquent des elixirs et des pâtes dentifrices, etc., éviter tout contact avec les excrétions cutanées et autres des malades et les neutraliser le plus tôt possible au moyen des antiseptiques (phénol, acide salicylique). Pour la toilette, savon de goudron ou savon phéniqué.

Convalescence. — Alimentation choisie, peu abondante, de facile digestion et de plus en plus substantielle. Exercice modéré et repos moral. Vin toni apéritif et sirop pepto-phosphate, vin coca pepto-ferrugineux.

Convulsions des enfants. — Sinapismes aux jambes, purgation réitérée, repos absolu et diète, sirop d'éther, sirop antinerveux du

Dr Pauly, sirop de dentition. Quelquefois elles sont un des symptômes de début des affections cérébrales, consulter le médecin. Usage pour la nourrice de cachets ou de vin lactogène phosphaté.

Coqueluche. — Cette maladie qui atteint surtout les enfants, est caractérisée par des accès de toux violente et convulsive, suivis d'une dernière inspiration longue et sifflante avec vomissement à la fin. Fumigations de goudron, vomitifs répétés et usage journalier du sirop Rami. Soutenir les enfants au moyen du sirop pepto-phosphate.

Coryza (*Rhume de cerveau*). — Fumigations émollientes avec fleurs de sureau, priser fréquemment du camphre en poudre.

Cors aux pieds (*Oignons, poireaux, verrues*). — Les cors aux pieds et les oignons proviennent du frottement de la chaussure sur les papilles nerveuses. Les verrues sont dues à une cause indéterminée de développement. Nous avons de fortes raisons de croire qu'elles sont contagieuses et se communiquent par le contact. Le traitement le plus simple et le plus radicale est de mettre matin et soir, pendant 5 à 6 jours, à l'aide du pinceau contenu dans l'étui, une goutte de (Coricide Châtelain), prendre un bain de pied à la fin de traitement et le cor s'enlève seul avec l'aide de l'ongle. S'il restait encore une petite surface blanche, de peau morte, recommencer pendant quelques jours. Les cors aux pieds et les verrues ainsi traités ne reparaîtront jamais (Voy. aux annonces *Coricide Chatelain*).

Coup de soleil (*Insolation*). — Ablution d'eau sédative sur le crâne (en protégeant les yeux), sur le visage et sur la région du cœur, cravate imbibée de la même eau autour du cou, compresses derrière les oreilles (appeler le docteur).

Coups (*Contusions, foulures*). — Compresses permanentes imbibées d'eau sédative ou de mixture résolutive, les renouveler fréquemment.

Courbature. — C'est souvent le symptôme précurseur d'une maladie plus ou moins grave (embarras gastrique, influenza, etc.). Prendre une bonne purge (de préférence 30 gr. huile de ricin, diète, et garder la chambre.

Crampes. — Celles des membres se guérissent souvent par des frictions à l'alcool camphré. Pour celles de l'estomac, frictions chaudes, d'eau sédative, d'éther ou même de camphre.

Crevasses (*Gerçures*). —Se frotter les mains

avec de la vaseline ou de la glycérine. Pour les gerçures des seins, tremper le bout dans un verre d'eau chaude dans laquelle on ajoute une cuillerée tantôt d'alcool camphré, tantôt d'eau sédative, et le recouvrir ensuite de papier huilé.

Croup (*Diphtérie trachéale*). — Inflammation de la membrane muqueuse des voies respiratoires, particulièrement du larynx, avec formation de fausses membranes. Voix rauque plus ou moins éteinte et accès de suffocation. Vomitifs répétés. Soutenir les forces des enfants par des boissons alcoolisées, des potions à l'extrait de quinquina, et appeler le médecin le plus vite possible.

Danse de Saint-Guy. — Voy. Chorée.

Défaillance. — Voy. Evanouissement.

Dartres (*Eczéma*). — Tisane dépurative et amère. A l'extérieur, pommade antidartreuse au précipité blanc, savon au goudron.

Débilité. — Voy. Faiblesse.

Dentition. — L'obstacle qu'oppose la gencive à la sortie de la dent produit, chez les enfants, la fièvre, de la souffrance, des mouvements nerveux et convulsifs, toux, et, à la suite, constipation, céphalalgie et salivation épuisante.

On favorisera le travail de la dentition chez

l'enfant en lui donnant à mâcher une racine de guimauve, en frottant les gencives avec le doigt trempé dans l'eau salée.

La diarrhée qui accompagne souvent les phénomènes de la première dentition, si elle est légère, ne sera pas combattue, mais doit être arrêtée si elle persiste ; une ou deux fois par jour une demi-cuillerée à café de bismuth dans un peu de lait.

Dents (*Maux et carie des*). — Il est inutile de décrire les angoisses du mal de dents ; seulement je dois faire remarquer que, quand le mal de dents est accompagné de fluxion à la joue, c'est que la carie est dans la gencive et pénètre jusque sous la racine ou bien que la dent cariée est infectée d'une manière quelconque, s'est rongée de telle sorte que son chicot déchire les gencives ou les parois buccales et y porte l'infection.

Pour la bonne conservation des dents et l'hygiène de la bouche, il faut avoir soin, à la fin de chaque repas, de se curer les dents et de se rincer la bouche avec une gorgée de vin ou de l'eau tiède. Chaque matin, on se brosse les dents avec de l'eau dans laquelle on mettra une petite pincée de cendres de bois ou de charbon de bois pulvérisé. N'abusez pas d'acidités et de fruits peu mûrs.

Lorsqu'on s'aperçoit qu'une dent est creuse, il faut la faire soigner immédiatement par un bon dentiste ; la faire plomber. Si elle est trop creuse pour être plombée, et qu'on ne se décide pas à la faire arracher, le moyen d'enrayer la carie et dans tous les cas de détruire la mauvaise odeur qui s'en dégagerait, c'est de bourrer le creux de la dent d'un petit tampon de ouate trempé préalablement dans un mélange par moitié d'alcool fortement camphré et d'eau. Comme assainissement de la bouche, on fera bien de procéder à ce petit pansement soir et matin. Le meilleur procédé pour calmer la rage des dents consiste à mettre dessus un petit tampon de ouate imbibé de chloroforme ou de cocaïne, mais il n'est pas toujours facile de pouvoir se procurer ces produits chez le pharmacien sans ordonnance. On peut aussi essayer, sous le couvert d'une serviette, une fumigation au moyen d'une décoction, aussi chaude qu'on peut l'endurer, de plantes odoriférantes, telles que feuilles de laurier-sauce, lavande, sauge, thym, mélisse, de menthe sauvage, etc., et, à leur défaut, du vinaigre dans de l'eau très chaude, ce qui procure une ample salivation. Il est préférable, si l'on n'obtient aucun soulagement avec les moyens ci-dessus, de recourir aux soins d'un chirurgien-dentiste. L'art dentaire a fait de réels progrès et aujourd'hui on parvient à conserver des dents très avariées que jadis on sacrifiait sans rémission.

Diabète. — On distingue deux sortes de diabète : le diabète sucré (voy. GLYCOSURIE) et le diabète insipide ou diabète non sucré (voy. POLYURIE). Faire analyser son urine.

Diarrhée (*Cours du ventre, dévoiement, dysenterie*). — Les déjections de la diarrhée sont liquides, en général jaunâtres et glaireuses, quelquefois d'un vert foncé. Celles de la dysenterie sont sanguinolentes. On conçoit qu'un tel état ne saurait se prolonger sans que toutes les fonctions de l'économie s'en ressentent.

Eviter les fruits, les légumes ; se borner aux potages avec du bouillon dégraissé et aux œufs frais.

La gelée de coings est un excellent remède contre la diarrhée chronique en en prenant toutes les demi-heures la valeur d'une bonne cuillerée à café. Beaucoup de cas ont été guéris en 24 heures à l'aide de ce simple moyen. On peut aussi prendre 2 à 4 grammes de sous-nitrate de bismuth par jour ou, contre les diarrhées légères, des pilules antidiarrhéiques Dupuis.

Digestions difficiles (*Dyspepsie*). — Stimuler les organes digestifs par les toniques et les amers. Tisane à l'écorce de quinquina. Mettre du bicarbonate de soude à chaque repas dans sa boisson. Nourriture légère.

Dysurie (*Difficulté d'uriner*). — Tisane de queues de cerises, de pariétaires, sucrée avec le sirop de stigmates de maïs.

Écoulements. — Voy. BLENNORRHAGIE.

Eczéma. — Doit être traité avec ménagement. Sirop et pilules dépuratives ; à l'extérieur, savon au goudron et pommade antidartreuse. (Voy. DARTRES.)

Effort. — Voy. HERNIE.

Embarras gastrique (*Indigestion*). — Au début du malaise, infusion de tilleul et faire vomir à l'aide de l'eau tiède ou de la poudre d'ipéca. Purge. Repos et diète.

Empoisonnement. — De suite un vomitif ; au besoin, provoquer les vomissements au moyen des doigts portés jusqu'au fond de la gorge de manière à faire soulever le cœur. Boire beaucoup de lait ou, à défaut, de l'eau tiède. Appeler le médecin le plus tôt possible.

Engelures. — Les engelures se montrent principalement aux extrémités : aux pieds, aux mains, au bout du nez et des oreilles. Frotter l'engelure plusieurs fois par jour avec de la glycérine, se laver les mains dans la neige quand il en tombe. S'il y avait crevasse profonde, on panserait comme il est dit à l'article BLESSURES.

Enrouement. — Est dû souvent à la fatigue des cordes vocales.

Pastilles de cocaïne, 8 à 12 par jour (les laisser fondre dans la bouche), sirop de goudron (voy. CATARRHES).

Entérite. — Inflammation de la muqueuse de l'intestin et par suite diarrhée souvent abondante. Pilules antidiarrhéiques, cachets de bismuth et de phosphate de chaux, lavements d'amidon additionnés de glycérine.

Entorse (*Faux pas avec déchirure des tissus*). — Prévenir les gonflements inflammatoires en plongeant le pied dans l'eau fraîche pendant 2 à 3 heures, massage avec de l'alcool camphré toutes les 2 ou 3 heures. On enveloppe ensuite l'articulation ou la partie douloureuse avec des linges graissés à la pommade camphrée jusqu'au prochain pansement. Repos.

Épilepsie (*Haut mal*). — Au moment de l'attaque, faire respirer quelques gouttes d'éther. On diminuera la fréquence des attaques par l'usage des élixirs sédatifs, des dragées de bromure de potassium ou de bromure de camphre.

Épistaxis (*Saignement de nez*). — Rester debout ou assis, la tête levée et comprimer avec le doigt la narine par où coule le sang. Com-

presses froides sur le nez, le front et la nuque ;
faire respirer du coton imbibé de perchlorure de
fer. A l'intérieur, 4 à 8 dragées d'ergotine. En
cas de fréquence, vin ferrugineux.

Eructations. — Renvois avec ou sans
bruit spécial de gaz contenus dans l'estomac.
Usage des pastilles au charbon du Dr Belloc.

Erysipèle. — Inflammation qui se développe presque toujours sur un point où la peau
est entamée, avec une rougeur vive, luisante,
s'effaçant sous la pression du doigt et tendant en
général à s'étendre de proche en proche. Au
début : frissons, nausées, vomissements, mal de
tête et température élevée. L'érysipèle est conta-
gieux. Purgatifs répétés. Compresses d'eau de
sureau, cataplasmes froids de farine de lin ou
d'amidon, lotions d'eau boriquée. — Chez certaines personnes prédisposées dont le sang n'est
pas en bon état, l'érysipèle revient fréquemment
et pour ainsi dire à période fixe. Traitement
dépuratif aux changements de saison.

Evanouissements. — Mettre le malade
dans la position horizontale, faciliter la respiration en dégrafant les vêtements. Faites respirer
et lotionnez le front, les tempes et la région du
cœur avec du fort vinaigre ou mieux avec de
l'éther. Si vous avez sous la main de l'eau séda-

tive, placez un bandeau au-dessus des yeux et arrosez le crâne avec cette eau. Entourez le cou et les poignets avec des compresses de même eau.

Si la défaillance est due à une invasion vermineuse, faire prendre des pilules d'assa fœtida.

Faiblesse. — La faiblesse est le plus souvent le résultat de l'appauvrissement du sang, de l'anémie. Vin ferrugineux, tisane à l'écorce de quinquina, viande saignante. Si avec cela la digestion est difficile, mettez à chaque repas une pincée de bicarbonate de soude dans votre boisson (vin vieux si possible). Boire entre les repas du bon bouillon dégraissé.

Faux-croup (*Laryngite striduleuse*). — Cette affection, spéciale aux jeunes enfants, se manifeste par une suffocation qui survient la nuit et s'accompagne d'une toux rauque, sifflante. L'accès éclate subitement. Faire vomir avec le sirop d'ipécacuanha ou en lui mettant le doigt dans la bouche. Entourez le cou avec des linges chauds. Faire garder la chambre et soigner comme un rhume ordinaire.

Fièvre. — La fièvre est en général le symptôme de début d'une maladie aiguë. Tout ce qui congestionne le sang donne la fièvre. Toute altération d'un tissu du corps donne la fièvre, qui varie de caractère et d'intensité selon les organes que l'altération atteint. Une seule piqûre d'aiguille peut donner la fièvre. On éprouve alors alternativement de la chaleur et du frisson. Le pouls bat vite et irrégulièrement.

Repos au lit, se purger et diète. Prendre de temps en temps quelques pastilles de quinine. Pour les enfants en bas âge, remplacer les pastilles de quinine par un petit suppositoire de quinine, matin et soir, dosé suivant l'âge. Si la température est trop élevée, appeler le médecin.

Fluxions. — On donne ce nom au gonflement de la joue qui se produit souvent à la suite d'un violent mal de dents ayant duré plusieurs jours. La fluxion formée, le mal de dents cesse ordinairement. Appliquer quelques cataplasmes de farine de lin, recouvrir la joue avec un linge et une flanelle ou de l'ouate sur la partie enflée, éviter le vent et les courants d'air.

Fleurs blanches. — Voy. LEUCORRHÉE.

Frissons. — C'est un tremblement général plus ou moins violent avec sensation pénible de froid dans le dos et claquement des dents. Se mettre au lit au plus vite, boissons chaudes aromatiques et excitantes, surveiller fa fièvre qui suivra et dont le frisson n'est le plus souvent que le début. Appeler le médecin.

Furoncles. — Voy. Abcès.

Gale. — Elle affecte de préférence l'intervalle des doigts ou des articulations et est caractérisée par une éruption prurigineuse de petites vésicules et par une vive démangeaison qui augmente vers le soir et pendant la nuit par la chaleur du lit. Bains sulfureux pendant plusieurs jours et appliquer, matin et soir, une pommade sulfureuse que vous ferez préparer par votre pharmacien. Après chaque bain, prendre de nouveaux vêtements et désinfecter les anciens.

Gastralgie (*Crampes d'estomac*). — Tisane de camomille, de feuilles d'oranger ou de tilleul, une pincée de bicarbonate de soude dans votre boisson au moment des repas, nourriture légère, œufs et beaucoup de laitage.

Gerçures (*crevasses*). — Petites fentes peu profondes du derme et de l'épiderme. Vaseline boriquée et glycérine.

Glandes. — Celles qui sont de croissance ou accidentelles se dissipent sans peine ; celles qui sont liées à un état général scrofuleux, sont tenaces et tendent souvent à suppurer. Huile de foie de morue, sirop de raifort iodé, tisane de salseparreille ou de feuilles de noyer ; à l'extérieur, pommade résolutive iodurée, teinture d'iode, cataplasme de farine de lin.

Glycosurie. — Est caractérisée par la présence du sucre dans l'urine. Le malade, au début, perd ses forces et maigrit sans motif appréciable, souffre de la soif, sa vue s'affaiblit, les émissions d'urine sont fréquentes et abondantes, l'urine poisse le linge et les doigts, elle est pâle et de saveur sucrée. La présence du sucre dans les urines peut n'être que passagère et n'est alors nullement inquiétante ; sa présence permanente mérite au contraire l'attention du malade et une hygiène très sévère. La glycosurie peut être intermittente, aussi l'analyse des urines doit-elle être faite de temps en temps.

Alimentation tonique, viande, œufs et vin vieux, petits pains bien cuits et sans mie, pas de féculents ni autres substances susceptibles de former du sucre, beaucoup d'exercice.

Gloître (*Gros cou*). — Tumeur molle qui se forme sans douleur à la partie antérieure du cou. Sirop dépuratif, tisane de feuilles de noyer ; à l'extérieur, pommade iodurée.

Goutte. — Fluxion périodique et douloureuse sur les articulations des pieds et des mains qui deviennent le siège de nodosités et de concrétions caractéristiques. A l'extérieur, liniment calmant ou mieux Baume antigoutteux ; à l'intérieur, pilules de silico-lithine, régime très sobre et beaucoup d'exercice.

Gravelle (*Calculs*). — Concrétions pierreuses qui se forment dans les voies urinaires. Augmenter la secrétion urinaire par des boissons abondantes, par des tisanes de queues de cerises, de stigmates de maïs sucrées, 4 à 8 pilules par jour de salico-lithine, couper au repas avec de l'eau sodico-lithinée (1 paquet par litre).

Grippe. — Est caractérisée par le rhume de cerveau, le mal de tête, la toux sèche avec fièvre légère et courbature. Tisane pectorale sucrée avec du sirop de tolu, bains de pieds à la farine de moutarde. Garder la chambre.

Grossesse. — Eviter les émotions vives et les travaux fatigants, exercice modéré, nourriture substantielle. Combattre la constipation.

Hémoptysie (*Crachement de sang*). — Repos et silence absolus, boissons froides et glacées, bains de pieds à la farine de moutarde, dragées de perchlorure de fer ou d'ergotine.

Hémorrhagies (*Perte de sang*). — Celles des veines sont caractérisées par la coloration noirâtre du sang ; celles des artères par sa coloration rouge vermeil et par ce que le sang jaillit avec force.

Quand on peut saisir la veine ou l'artère origine de l'hémorrhagie, on la lie fortement ou on presse avec le pouce ; si cela est impraticable, on lie fortement le membre. Appeler le docteur à la hâte.

Hémorroïdes. — Alimentation légère, bains de siège fréquents à l'eau froide où dans laquelle on versera quelques gouttes d'alcool camphré matin et soir pour calmer la douleur, suppositoires au beurre de cacao, tisane de salsepareille ou de feuilles de noyer.

On obtient un grand soulagement en s'appliquant sur l'anus, surtout après avoir été à la selle, de fortes compresses d'eau de fleurs de sureau.

Hernie (*Effort*). — Dès qu'une hernie se déclare, on donne un lavement et on fait prendre aux personnes adultes un peu d'aloès, et aux enfants du sirop de chicorée. On couche le malade la tête plus basse que les reins. Appliquez ensuite un cataplasme de graine de lin, sur lequel vous ajouterez une poignée de sel, quelques feuilles de laurier et de l'aloès en poudre si vous en avez ; exercer ensuite de douces frictions pour que l'anse d'intestin rentre à sa place. Dès que cet effet a lieu, on applique sur la place une pelote en ouate serrée maintenue par une large ceinture de toile, en attendant que l'on fasse l'acquisition d'un bandage approprié. Éviter avec soin la constipation.

Hoquet. — Boire quelques gorgées d'eau très froide ou un peu d'eau salée. Contre le hoquet persistant, prendre chaque jour, matin et soir, 0,25 centigr. d'assa-fœtida en poudre.

Humeurs froides (*Scrofules, ecrouelles*). — Huile de foie de morue, sirop de raifort iodé. (Voy. GLANDES).

Hydartrose. — Epanchement d'eau dans les articulations du genou, du poignet, etc. Compression circulaire et régulière au moyen de genouillère élastique, badigeonnage à la teinture d'iode.

Hydrocèle. — Transformation du scrotum (bourses) en une poche remplie de liquide. Bains de siège tous les matins, porter un suspensoir, compresses à l'eau sédative. Si au bout d'une semaine on ne voit point de changement, appeler un chirurgien.

Hystérie (*Attaques de nerfs*). — Eau froide à la face, sur les tempes ; faites respirer de l'éther, ou à défaut du vinaigre. Pour prévenir le retour : se donner beaucoup d'exercices corporels, douches froides, sirop d'éther, dragées de camphre, de bromure de potassium.

Indigestion. — A l'instant où la digestion

devient pénible, prenez un bon café additionné de rhum ou de cognac, ou à défaut un verre d'eau sucrée dans lequel on mettra une cuillerée de vinaigre, limonade au citron, en cas de nausées, mettre le doigt profondément dans la bouche de façon à se faire vomir, se purger le lendemain matin.

Influenza. — L'influenza est très contagieuse, et ses complications (pleurésie, pneumonie) sont surtout à redouter. C'est une variété épidémique de la grippe. (Voy. ce mot pour le traitement).

Insolation. ⟨⟩ Voy. Coup de soleil.

Insomnie. — Prenez avant de vous coucher un verre d'eau sucrée saupoudrée d'un peu de camphre et aiguisée d'eau de fleur d'oranger et de 2 ou 3 gouttes d'éther, ou bien écrasez sous la dent, gros comme une lentille, du camphre, et vous verrez que vous aurez au moins 2 h. 1/2 d'un sommeil calme et profond.

Jaunisse (*Ictère*). — Maladie caractérisée par une coloration jaunâtre de la peau, du blanc de l'œil, etc., produite par la présence de la matière colorante de la bile dans le sang. La jaunisse est causée soit par un trouble des fonctions sécrétoires du foie, soit par un obstacle au cours de la bile ; la bile passant de bonne heure dans les urines, l'analyse de ces dernières permettra de prévoir la maladie. Bien se purger pendant plusieurs jours, et sirop dépuratif.

Leucorrhée (*Fleurs blanches*). — Injections aromatiques et astringentes avec décoction d'écorces de chêne, de feuilles de noyer, additionnée d'une cuillerée à bouche d'eau de cologne. Régime tonique et fortifiant, vin ferrugineux.

Mal de tête. — Voy. MIGRAINE.

Menstruation. — Si elle est douloureuse, prenez quelques pilules d'apiol ; si elle est irrégulière, régime tonique et fortifiant, vin ferrugineux ; si elle est trop abondante, dragées d'ergotine ; si elle est en retard ou irrégulière, faites infuser, gros comme une fève, de safran du gâtinais dans un verre d'eau bouillante et prenez chaud ; répétez pendant 2 jours matin et soir si elle ne reparait pas dès la première journée.

Métrite. — Inflammation de la muqueuse et du tissu de l'utérus caractérisée par des troubles de la menstruation, des fleurs blanches, des douleurs et des pesanteurs à la matrice, du surmenage chez les jeunes époux. Injections 2 ou 3 fois par jour au permanganate de potasse

(1 gramme par litre d'eau), vin toni-digestif, repos absolu, garder le lit si possible ; s'il y a de fortes douleurs au bas-ventre, toutes les 2 heures à l'endroit douloureux cataplasmes de farine de lin.

Migraine. — Bains de pieds sinapisés, infusion de mélisse, cachets antipyrine, compresses sur le front et autour du cou d'eau sédative coupée d'eau à parties égales. Les personnes sujettes aux migraines revenant périodiquement, feront bien de prendre chaque mois un peu d'huile de ricin et se mettre à la tisane de salseparcille iodurée ou tisane de feuilles de noyer.

Morsure de la vipère et piqûres envenimées d'abeilles, de guêpes, d'araignées, de cousins, etc. — La morsure des vipères occasionne des douleurs lancinantes, enflure qui se communique de proche en proche, fièvre, délire. L'araignée détermine une espèce de bubon. L'abeille qui ne butine que sur les fleurs, ne détermine que des boutons suivis d'une fièvre d'autant plus intense que les piqûres sont plus nombreuses. La piqûre de la guêpe, au contraire, qui va butiner jusque sur les substances en putréfaction et sur les débris de cadavres, est en état de donner le charbon qui marche à gangrène avec une rapidité effrayante. Médication pour les morsures de vipères, piqûres envenimées. Si vous avez sous la main de l'ammoniaque pure, appliquez-en immédiatement sur la plaie, ou à défaut, servez-vous de l'élixir météorifuge Brillault, et immédiatement après, forte compresse d'alcool camphré. Si le mal est en avance, lotions d'eau sédative sur tout le corps et cela jusqu'à cessation de toutes espèces d'accidents. Donner à boire souvent de l'eau chaude sucrée avec un peu de cognac.

Muguet. — Maladie de la bouche chez les jeunes enfants caractérisée par de petits dépôts blanchâtres flamenteux. Laver la bouche avec de l'eau boriquée, légers purgatifs avec du sirop de chicorée.

Néphrétiques (*Coliques*). — Douleur violente causée par la présence de calculs dans les reins ou par un retranchement d'urine. Ces douleurs prennent par crises et cessent lors de l'expulsion des calculs par les voies urinaires. Bains chauds stimulants, uriner à l'aide de la sonde, tisane de stigmates de maïs sucrée avec du sirop de pointes d'asperges.

Névralgies. — Pilules anti-névralgiques, cachets antipyrine. Pour éviter le retour, faire usage du vin de quinium ou des pilules de quinium.

Névroses. — Maladie nerveuse qui se développe généralement chez les personnes affaiblies et pauvres de sang. Bains froids, frictions sur tout le corps avec gant de crin, vin toni-apéritif et vin ferrugineux.

Obésité. — Se donner le plus d'exercice possible, éviter le sommeil trop prolongé et les occupations sédentaires. Sirop de Fucus-Vésiculosus, frictions alcooliques généralisées.

Oreillons. — Gonflement inflammatoire de la glande parotide et du tissu cellulaire qui l'entoure au-dessous de l'oreille.

Entretenir la chaleur au moyen d'ouate, légères frictions avec le baume tranquille (cette maladie est contagieuse).

Otite. — Inflammation de la membrane muqueuse de l'oreille (voir au plus tôt un spécialiste pour les oreilles).

Palpitations du cœur. — Elles sont souvent occasionnées par l'anémie ou a une affection nerveuse. Pilules Kino-ferrugineuses, vin toni-apéritif, Elixir sédatif.

Panaris (*Doigt blanc*). — Abcès qui survient dans la région de l'ongle, donne la fièvre et l'insomnie. Au début, chercher à le faire avorter par l'application de sangsues, et par des frictions d'onguent napolitain, suivies de cataplasmes de farine de lin. Si l'inflammation fait des progrès, on devra faire ouvrir largement pour donner issue au pus ; cataplasmes répétés.

Paralysie. — Abolition ou diminution des mouvements volontaires ou involontaires ou de la sensibilité (consulter le docteur au plus vite). En attendant, frictions générales et en particulier sur la partie atteinte, d'eau de cologne ou d'alcool camphré.

Phtisie pulmonaire (*Tuberculose*). — Les ravages de la phtisie s'étendent de plus en plus et menacent la société tout entière ; elle entre déjà pour un quart dans la mortalité, et à Paris seulement, elle fait, chaque année, en moyenne 12.000 victimes. Les titillations assidues d'une cause anémie, les vices du sang, transmis aux enfants par des parents mercurialisés, alcooliques ou syphilitiques, déterminent sur la surface interne des poumons des sujets dont la constitution présente plus ou moins de résistance à l'envahissement de la maladie, la formation de tubercules, germes permanents de l'infection et plus tard, de la désorganisation des poumons. Les produits de ce ramolissement de tubercules qu'expectorent partout sur leur passage les malheureux phtisiques, deviennent à leur tour, par

la dessication, une source de perpétuelle contagion. L'homme le plus robuste de santé peut en
être atteint s'il est appelé par la fatalité à respirer ces particules infectieuses en suspension
dans l'air. Il serait grand temps que les phtisiques
se servent pour cracher de récipients spéciaux
dont le contenu serait détruit chaque jour par
le feu ou les acides ; on arriverait ainsi a neutraliser, sur une large échelle, une des principales causes de la propagation de ce véritable
chancre de l'espèce humaine.

Au début, la phtisie se présente avec des ca-
ractères tellement perfides qu'on y prend généralement pas garde. C'est d'abord une petite toux
sèche plus agaçante que pénible ; un peu plus
tard, cette toux s'accentue surtout la nuit, et
amène des crachats blancs, mousseux ou formés
de salive tenant en suspension des petits flocons
opolins. On ne voit là encore rien de bien inquié-
tant, le malade conservant un bon appétit ; mais
bientôt les tubercules se multiplient, obstruent
les capillaires et paralysent ainsi l'oxygénation
du sang ; le malade commence à maigrir, à per-
dre ses couleurs ; dans ses crachats apparaissent
des petits filets de sang. A ce degré qui consti-
tue la première période, on commence à s'in-
quiéter et, bien souvent, les remèdes que l'on
emploie sont inefficaces, alors qu'ils auraient pu
l'être au début de la maladie.

La phtisie est très variable dans sa marche ;

elle met parfois des années à se développer, mais il arrive le plus souvent qu'elle prend la forme dite galopante, qui enlève le malade en quelques mois à peine. Mais par une sorte de bienfaisant mirage, plus le malheureux poursuit les étapes de cette longue agonie, plus il se croit près de la guérison et fait des projets pour l'avenir. Il s'éteint ainsi en pleine connaissance, soit à l'époque où la nature se réveille, soit à celle où elle s'endort.

Au début de la maladie, badigeonner largement tout le haut du dos, entre les deux épaules, jusqu'aux pointes des omoplates avec du goudron de Norvège, que l'on recouvrira avec une feuille de papier brouillard et d'un plastron en grosse flanelle appropriée. Chaque matin, on renouvellera le badigeonnage de goudron après avoir eu soin d'enlever la feuille de papier posée la veille, jusqu'au moment où on ne pourra plus en tolérer l'application, par suite de l'érosion de la peau ou de l'apparition de boutons plus ou moins gros ; dans ce cas, on laissera le dos reposer 4 ou 5 jours, on recommencera alors une nouvelle série de badigeonnages, et ainsi de suite. Prendre de l'huile de foie de morue créosotée, arrêter les diarrhées avec des cachets de bismuth, nourriture forte en viandes noires, rôties et saignantes, œufs crus ou peu cuits, bon vin. Si l'appétit faisait défaut, prendre aux repas du bicarbonate de soude et 18 à 20 gouttes de fer Bravais.

Plaie. — Voy. Blessures.

Pieds (*Faiblesse, transpiration, senteur, ampoules des*). — La fétidité des pieds est la conséquence de la transpiration trop abondante des extrémités. Chez les personnes affectées de cette incommodité, les mains contracteraient une aussi mauvaise odeur que les pieds si elles étaient tenues enfermées dans des gants épais aussi longtemps que le sont les pieds dans la chaussure.

Bains de pieds soir et matin, dans un baquet en zinc, avec décoction d'une poignée d'oseille, de menthe sauvage, une poignée de sel marin ; au sortir du bain, on se graissera les pieds avec une pommade odorante, saupoudrer les chaussures avec de la poudre d'iris de Florence.

Rachitisme. — Maladie propre à l'enfance consistant dans le ramollissement et la déformation des os.

Soins hygiéniques, grand air, soleil, huile de foie de morue, sirop de raifort iodé, sirop de lacto-phosphate de chaux.

Règles. — Voy. Menstruation.

Rétention d'urine. — Accumulation de

l'urine dans la vessie. Donner issue à l'urine au moyen de la sonde, puis tisane de chiendent ou de graine de lin, coupée avec de l'eau de goudron.

Rhumatisme. — Au début, dans la forme aiguë, se frotter avec du salicilate de méthyle, se purger tous les 2 ou 3 jours ; à l'état chronique, tisane de feuille de frêne, sirop dépuratif ioduré, dragées d'iodure de potassium. Porter une peau de chat sauvage.

Rhumes. — Les soigner dès le début et éviter ainsi qu'ils ne se transforment en bronchite, en catarrhe pulmonaire, en asthme. Tout d'abord, sirop pectoral ou sirop Rami ; pour les enfants, sirop Desessarts ; à l'extérieur, teinture d'iode, goudron de Norvège, éviter les refroidissements. Pour les rhumes de cerveau (Voy. Coryza).

Rougeole. — Eruption qui rend la peau toute rouge en la couvrant de boutons rouges, au début: frissons, fièvre, rhume de cerveau, toux brève et sèche avec larmoiement; du troisième au quatrième jour, taches rouges semblables à des piqûres de puce, elles disparaissent quatre à cinq jours après l'éruption.

Garder le lit, éviter les refroidissements, diète, boissons pectorales et sudorifiques. La rougeole est une maladie contagieuse, il est bon d'éloigner les enfants sains.

Saignement de nez. — Voy. EPISTAXIS.

Scarlatine. — Au début : frissons, fièvre avec mal de gorge intense, parfois nausées et vomissements ; vers le deuxième jour, paraît une éruption de petites taches rosées pointillées donnant à la peau une coloration écarlate uniforme, avec quelques intervalles de couleur normale.

Surveiller surtout la convalescence qui est assez longue ; le malade ne peut guère sortir que 20 jours après l'éruption. Mêmes soins que pour la rougeole ; surveiller l'albuminerie consécutive, faites analyser des urines de temps en temps.

Sciatique. — Névralgie du nerf sciatique caractérisée par une douleur vive qui part de la fesse, s'étend sur le bord externe de la cuisse, la jambe et le pied ; frictions à l'essence de térébenthine, élixir d'antipyrine Dalloz, liniment calmant, quelques pilules d'aloès le soir en se couchant tous les trois à quatre jours.

Scrofule. — Voy. HUMEURS FROIDES.

Syphilis (*Vérole*). — Maladie contagieuse, virulente, diathésique, se manifestant par des

lésions excessivement dangereuses. C'est une infection du sang d'autant plus grave, qu'elle atteint un sujet déjà diathésique, un scrofuleux, un phthisique, etc,

Pilules de proto-iodure de mercure, rob dépuratif ioduré ; le traitement est très long (plusieurs années), et doit être repris de temps en temps.

Syncope. — Voy. ÉVANOUISSEMENT.

Tœnia (*Ver solitaire*). — Voy. VERS INTESTINAUX.

Torticolis. — Frictions avec de l'alcool camphré et recouvrir d'une épaisse couche d'ouate.

Toux. — La toux accompagne les maladies du larynx, des bronches, des poumons, etc. Infusion chaude de violettes, de 4 fleurs, de mauves, etc., sucrées avec du sirop de tolu ou de bourgeons de sapin, teinture d'iode sur la poitrine ou cataplasmes sinapisés sur les bronches ou Sirop Rami.

Urticaire. — Inflammation de la peau caractérisée par l'apparition de taches saillantes, rappelant celles que produit le contact de l'ortie, et causant de violentes démangeaisons.

Bains alcalins amidonnés, purge, et éviter de

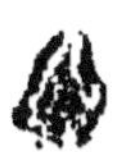

manger du poisson de mer frais ou en conserve, de la charcuterie et des fraises.

Varices. — Veines distendues et plus ou moins engorgées, éviter avec le plus grand soin la moindre blessure qui ferait dégénérer la plaie en ulcère très long à guérir. Comme palliatif, compression circulaire régulière et uniforme au moyen des bas en tissu élastique (Bas à varices), S'il y a ulcère, repos au lit et pansement, avec une mixture antiseptique, eau boriquée. Boire après chaque repas un petit verre d'élixir d'Hammamélis antivariqueux.

Variole (*Petite vérole*). — Fièvre éruptive contagieuse caractérisée par une éruption de pustules spéciales, laissant trop souvent des cicatrices consécutives indélébiles. Le seul préservatif de la variole est la vaccination et la revaccination en temps d'épidémie.

Vers Intestinaux. — Ceux que l'on rencontre le plus souvent chez les enfants sont les oxyures et l'ascaride lombricoïde. Faire prendre des pastilles, du chocolat, et des biscuits à la santonine.

Le ver solitaire ou tœnia est un ver aplati, étroit, annelé, formant une sorte de ruban blanchâtre, long de 3 à 15 mètres, large de 8 à 12 millimètres au milieu du corps, et très étroit vers la tête qui est un peu renflée. On reconnaît sa présence aux anneaux semblables à des morceaux de ruban qui se détachent et que l'on retrouvent dans les selles. Capsules tœnifuges. L'administration d'un tœnifuge devra être précédée d'une légère diète et suivie d'un purgatif. Il faudra que le malade rende le ver tout entier, car si la tête n'est pas expulsée, quelle que soit la longueur rendue, le tœnia se reproduira de nouveau.

Vertige (*Etourdissement, éblouissement*). — Respirer de l'éther ou du fort vinaigre ; au besoin, boire 1 ou 2 cuillerées de sirop d'éther.

Si le vertige est dû à la faiblesse, à l'anémie, traitement spécial à cette maladie. Si, au contraire, il se produit chez une personne âgée, forte, on doit craindre les congestions cérébrales. Purge et sirop dépuratif.

Vomissements. — Les vomissements sont le plus souvent les débuts de maladies quelconques, à moins qu'ils soient occasionnés par la grossesse ; ils peuvent aussi être nerveux, spasmodiques.

Prenez quelques perles d'éther, de la glace, ou quelques gouttes d'alcool de menthe sur un morceau de sucre ou dans un peu d'eau bien fraîche.

Yeux (*Maladie des*). — Les maladies des yeux sont nombreuses et forment plusieurs classes qui nécessitent toute une médication spéciale ; il est donc nécessaire de consulter un spécialiste. Dans les cas peu graves d'ophtalmie, c'est-à-dire lorsque les paupières se trouvent collées au réveil, des lavages fréquents à l'eau boriquée (tiède) suffisent presque toujours.

DEUXIÈME PARTIE

MÉDECINE VÉTÉRINAIRE

PRÉFACE

Un grand homme a dit : « Un peuple instruit est un peuple fort ; un peuple laboureur est un peuple riche. » En effet, si l'instruction nous donne la force, l'agriculture, c'est-à-dire le travail de la terre, le travail des champs, nous donne la richesse.

La terre, cette grande mère nourricière, qui de son sein nous inonde de tous ses produits sans jamais se lasser, si on ne l'abandonne pas, et qui répand sur nous ses dons de toutes espèces, n'a-t-elle pas droit à tous nos soins ?

L'homme qui cultive le sol, qui le soigne, n'a-t-il pas droit à tous nos égards, à toute notre reconnaissance ?

Dans sa tendre prévoyance, la nature savait que l'homme à lui seul ne pouvait pas arriver à tirer de la terre tout le parti qui lui revenait, aussi lui a-t-elle adjoint des aides, des compagnons, des amis, qui lui facilitent son travail ; ces amis sont les animaux.

Les animaux, ces fidèles serviteurs de l'homme, qui lui rendent tant de services pendant leur vie, et qui, la plupart, le nourrissent après leur mort, ont donc droit aussi eux, à tous nos soins et à notre bienveillance.

Attendu que les animaux sont sujets aux accidents et aux maladies et que malheureusement chez eux, les épidémies font souvent de grands ravages ; ravages qui viennent le plus généralement tromper les espérances du pauvre cultivateur.

Il est donc à nous de nous entourer de tous les moyens qui sont mis à notre portée, à notre disposition, pour combattre et vaincre le mal qui cherche à nous atteindre dans l'existence de nos premiers serviteurs : les animaux.

DE L'ÉTABLE & DU SOIN DU BÉTAIL

L'étable est à la fois, pour les animaux, chambre à coucher et salle à manger, par cela même elle doit être tenue d'une façon irréprochable pour la propreté. La plus grande partie des cultivateurs n'attachent pas assez d'importance à la tenue de l'étable, ainsi qu'à la qualité et à la quantité de la nourriture des bestiaux ; de là une foule de dérangements qui se produisent dans les fonctions digestives de l'animal.

Avant tout, une étable doit être bien aérée. Comme nous, les animaux ont besoin de vivre dans un milieu où l'air respirable ne soit pas vicié par des gaz nuisibles ; or, le fumier qui se trouve sous les animaux dégage une odeur qui devient pernicieuse si on n'a pas le soin de renouveler l'air souvent, et, de plus, la respiration du bétail et la chaleur animale se joignant à cela, les placent dans un milieu insalubre.

Le cultivateur sérieux a donc le plus grand avantage à avoir des écuries bien aérées, bien aménagées, et à toujours les tenir dans le plus grand état de propreté ; il doit souvent les assainir au moyen d'un badigeonnage au lait de chaux sur tous les murs, car ils recèlent parfois des animalcules qui, absorbés par l'animal, agissent sur l'estomac ; la digestion s'opère mal et la nourriture ne donne plus les résultats que l'on attendait ; le bétail dépérit et le fermier perd de l'argent.

MÉDECINE VÉTÉRINAIRE

Abcès. — On entend par abcès des amas de pus qui n'ont point d'issue en dehors.

Le plus souvent, à l'endroit où se forme l'abcès, on sent un grand développement de chaleur, la peau se tuméfie, le pouls monte et devient de plus en plus fébrile ; l'animal languit alors et perd l'appétit.

Les abcès froids ne déterminent pas la fièvre et ne tardent pas à se faire jour au dehors.

Dès qu'on s'aperçoit de l'abcès, s'il n'est pas encore complètement formé, mettez-y quelques cataplasmes de farine de lin, si l'endroit où s'est formé l'abcès le permet. Donner issue au pus, soit en incisant à l'aide d'un bistouri ou d'un rasoir la peau qui le recouvre, soit en le perçant à l'aide d'un objet pointu ; appuyer ensuite tout autour de façon à bien vider la poche.

Bien laver la partie tuméfiée avec de l'eau blanche, de l'arnica, ou mieux si l'on a sous la main un flacon de *Liquide antiaphteux Brillault*, en verser un peu dans un verre d'eau et lotionner avec, y mettre au besoin une compresse imbibée de cette mixture. La *Poudre styptique antiputride* de M. Châtelain, pharmacien, employée comme il est dit sur son mode d'emploi pour les ulcères, peut aussi être employée avec succès certain.

Accouplement (*Monte, saillie, lutte*). — L'accouplement chez presque tous les animaux ne peut se faire que lorsque la femelle demande à témoigner.

Beaucoup d'éleveurs se plaignent d'avoir assez souvent des animaux femelles qui ne viennent pas facilement en humeur, ce qui leur occasionne de grosses pertes, surtout chez les vaches laitières, car, 5 à 6 mois après le départ d'un veau, si la mère n'a pas demandé l'accouplement et qu'elle ne soit pas en état de gestation, son lait cesse et la bête n'est plus vendable que pour un prix absolument réduit, à moins qu'elle soit destinée à la boucherie, mais il faut pour cela qu'elle soit en très bon état. Aujourd'hui, après les recherches scientifiques faites par M. Châtelain, on est arrivé, à l'aide d'une composition chimique présentée sous forme de poudre, à obliger la femelle de demander le mâle : il suffit pour cela de faire prendre la dose à l'animal, comme l'indique le mode d'emploi qui accompagne chaque paquet pour que la vache, la jument, etc., demande le mâle 2 ou 3 jours après.

La découverte de cette poudre, que l'on appelle *Poudre utéro excitante Châtelain*, est d'autant plus merveilleuse qu'elle permet aux propriétaires de choisir eux-mêmes l'époque à laquelle ils préfèrent la mise bas. Par exemple, ils peuvent s'arranger de façon à ce que leurs vaches mettent bas au commencement de l'hiver, époque à laquelle le lait et le beurre sont toujours d'un prix très élevé.

Tout en songeant à exciter l'accouplement, il fallait aussi songer à la fécondation, et les travaux de M. Châtelain n'auraient pas été complets s'il n'avait pu combler cette lacune. C'est ainsi qu'il créa la *Poudre progerminative*. Avec elle, pas d'insuccès, les ovaires sont fécondés et ont toute la force, toute la vitalité pour produire un sujet nouveau qui, créé dans des conditions avantageuses, saura se développer et venir à terme avec toutes les chances de succès. Les expériences nombreuses qui ont été faites sur différents animaux ont toujours donné les meilleurs résultats. J'engage Messieurs les éleveurs à posséder toujours chez eux ces deux produits de M. Châtelain, qui sont appelés à leur rendre les plus grands avantages.

Aggravée. — Se dit des animaux qui, par suite d'une marche, boitent et semblent ne plus pouvoir appuyer leurs pieds à terre. Le pied devient brûlant et peut quelquefois occasionner la fièvre.

Bains d'eau froide, cataplasmes, pommades astringentes. Pour les chiens de chasse non entraînés à la marche, il est bon de leur graisser les pattes avec du suif de mouton quelques jours avant l'ouverture ou d'une grande partie de chasse projetée.

Amaigrissement (*Maigreur*). — Diminution graduelle de l'embonpoint, en rechercher la cause et la combattre, puis régime fortifiant. Faire l'emploi de la *Provende Brillault* ; cette poudre est un accessoire précieux qui ajouté à la nourriture journalière, excite l'appétit et facilite la digestion. Composée de substances essentiellement toniques, elle a été expérimentée avec soin et a donné partout d'excellents résultats. C'est pourquoi son emploi se généralise chaque jour.

Ampoules. — Vésicules cutanées remplies d'air ou de sérosité, qui surviennent par suite de la piqûre de cousins ou autres insectes, d'un caustique au moyen du feu, du frottement d'orties, etc.

Eviter de crever les ampoules, ce qui produirait une cuisson incommode et une impatience plus ou moins irritante.

Anasarque (*Œdème, enflure*). — La peau est tendue et lisse, froide au toucher, cédant sous l'impression des doigts qui y laissent une empreinte lente à s'effacer.

Le café qui est diurétique, s'emploie beaucoup dans l'anarsaque du cheval.

Purger l'animal, frictions irritantes sur les engorgements, breuvage stimulant (100 gr. acétate d'ammoniaque dans un litre d'infusion de sauge).

Anémie. — Diminution des globules sanguins : donnez tous les jours à vos animaux du son que vous mélangerez avec de la poudre de gentiane à la dose de 5 à 20 grammes pour les petits animaux et de 20 à 200 pour les grands. C'est un très bon médicament dont les vétérinaires font fréquemment usage pour donner de l'appétit aux moutons, au chevaux, ainsi qu'aux bêtes a corne, épuisés par de mauvais fourrages (Voy. AMAIGRISSEMENT). Le sel marin et l'eau rouillée sont excellents dans l'anémie.

Angine ou Esquinancie. — Inflammation des voies respiratoires ou de l'œsophage.

Aiguë : repos, température douce des locaux, maintenir des étoffes de laine ou de peau de mouton sur la gorge, vésicatoire sur la gorge, tisane de bourrache ou de guimauve, *Poudre adoucissante* de M. Queuille.

Chronique : feu en pointes sur la gorge, fumigations de goudron, faites prendre de l'essence térébenthine, mélangée avec du miel, à raison de quatre parties de miel contre une partie d'essence térébenthine, les doses d'essence sont de 30 à 150 grammes pour les grands animaux et 2 à 10 grammes pour les moutons et les chiens.

Pour les porcs (Voy. MALADIES DES PORCS).

Apoplexie (*Coups de sang*). — Pratiquer immédiatement une saignée, irrigation continue de la tête avec de l'eau très froide, purgatifs répétés.

Avortement. — L'avortement a lieu tout à coup et sans signes précurseurs à la suite d'un choc violent, de trop grandes fatigues ou de breuvages empoisonnés. Dans les autres cas, les mamelles se flétrissent, la vulve enfle et rend une eau nauséabonde ou fétide, jaunâtre ou rougeâtre. l'animal se plaint en marchant, perd l'appétit et a le pouls dur et intermittent. Si l'avortement a lieu et sans complication, ce qui vous obligerait à aller chercher le vétérinaire, traitez l'animal comme dans les accouchements naturels, et trayez plusieurs fois par jour, si vous désirez que l'animal ait du lait. Régime rafraîchissant pendant une quinzaine de jours.

Blessures (*Plaies, ulcères, contusions*). De

tous les produits connus pour la cicatrisation des plaies de bonnes ou mauvaises natures, la *Poudre styptique* de M. Châtelain est incontestablement la plus efficace. Cette poudre, mise sous un petit volume, est une composition de produits chimiques nouvellement découverts, dont le mélange préparé intimement et scientifiquement, forme un produit d'une grande énergie et d'une efficacité certaine sur toutes les plaies réputées jusqu'alors incurables chez les hommes et les animaux. Son mode d'emploi, très simple, accompagne toujours chaque flacon. Cette poudre est également employée avec succès contre le piétin des moutons, crapeaux du cheval, crevasses, eau aux jambes, javards, fourchettes échauffées, plaies du garrot, etc. Chaque propriétaire devrait toujours en avoir un flacon à sa disposition.

Bleime. — Bleime simple : amincissement du sabot, pansements à l'onguent de pied.

Bleime suppurée : donner écoulement au pus, cataplasme de farine de lin, à renouveler 2 fois dans la journée, onguent de pied.

Bleime compliquée : Dans la bleime compliquée, il faut nécessairement avoir recours au vétérinaire pour pratiquer une opération et qui donnera un traitement à suivre suivant le degré de complication.

Bronchite. — Saignée modérée au début,

puis cataplasmes sinapisés aux bronches pour les dégager, vésicatoires ; vers la fin, faites prendre de la térébenthine comme il est dit à (Angine). Voyez ce mot, fumigations de goudron.

Brûlure. — Toute plaie faite par le feu se panse de la même manière que les plaies ordinaires (Voy. Blessures).

Mais si l'on arrive à l'instant ou l'animal vient de se brûler ou de s'ébouillanter, frottez avec de la pommade camphrée que vous pouvez préparer en mélangeant 250 grammes de graisse de porc non salée, avec 50 grammes de camphre en poudre.

Cancer. — Faire extirper la tumeur et suivre les conseils de l'opérateur.

Capelet. — Tumeur formée à la pointe du jarret du cheval. Cette tumeur est dure ou molle, selon que le développement a lieu plus ou moins près de la substance osseuse ; au début, douche, massage et frictions avec une solution de sublimé dite, mixture de cherry, qui s'obtient en faisant dissoudre dans les proportions de 4 grammes de sublimé dans 30 grammes d'alcool rectifié.

Cette liqueur s'emploie avec une brosse courte à moitié usée. Les effets ne se manifestent pas promptement, il n'y a ni douleur, ni manifesta-

tion apparente. Les premiers signes qui témoi-
gnent de son action, sont un léger gonflement de
la partie, le hérissement des poils et une légère
exsudation à la surface de la peau. Cette exsudation désséchée, on voit se détacher ultérieure-
ment de la surface cutanée une eschare mince
comme du parchemin et traversée par les poils
qu'elle entraîne en partie. Deux ou trois exfolia-
tions plus minces suivent cette première ; la
peau devient un peu sensible pendant quelques
temps, cet état se prolonge 5 à 6 semaines, pendant lesquelles il n'y a aucune application à faire ;
plus tard, le poil repousse et l'animal n'éprouve
aucune tare. Après la pousse du premier poil,
on peut, si le cas le réclame, avoir recours à une
nouvelle application, mais au moins 5 à 6 semaines après la première.

Cette mixture, d'un prix excessivement réduit
et que vous pouvez faire préparer par votre
pharmacien en indiquant l'usage, s'emploie avec
succès contre les mollettes, les vessigons, l'épar-
vin commençant, les suros, les formes, les
inflammations carpiennes, les coupes et les jar-
dons récents, comme aussi dans tous les cas où
l'emploi du cautère actuel est indiqué et où le
vésicatoire est impuissant. Comme il n'y a ni
douleur ni irritation apparentes, jamais un cheval ne mord ou ne déchire par les frottements la
partie sur laquelle la liqueur est appliquée, et
c'est ce qui fait que son emploi est inappréciable,

notamment chez les poulains qui ont tant de tendance et de facilité à se mordre aux endroits où on leur applique des vésicatoires.

Chancre. — Le chancre auriculaire qui survient fréquemment aux oreilles des chiens, est très simple à cicatriser. Il suffit de traverser. l'oreille du chien au voisinage de la lésion, avec une aiguille enfilée de ficelle et laisser dans le trou la ficelle que l'on coupera de chaque côté, de façon à former sétons ; pansement avec de la pommade iodoformée, jusqu'à parfaite guérison et enlever les sétons.

Choléra de la Volaille. — La maladie appelée d'une façon générale, choléra des poules, n'épargne pas davantage les autres animaux de basse-cour, tels que dindons, oies, canards, etc... Les volailles sont prises d'un mal subit et meurent en grand nombre.

Ce mal est dû à l'absorption d'un microbe qui passe dans l'intestin et le sang de l'animal et amène une mort rapide si l'on y porte pas aussitôt remède.

La fiente des volailles contaminées devient ensuite un agent de propagation de la maladie.

Dès que dans la basse-cour une bête perd son appétit et ses forces, qu'elle est endormie, que sa température augmente, que sa crête devient violacée, il faut se hâter de la mettre à part et de mélanger à sa pâtée de l'eau dans laquelle on aura fait dissoudre par litre une grande cuillerée à soupe d'*Anti-Cholérique Russe* de M. Queuille, pharmacien (*une cuillerée de médicament par jour pour 3 ou 4 volailles*) ; on lui donnera aussi à boire de cette même eau.

Mettre dans l'eau que boivent habituellement les autres volailles une cuillerée à café d'*Anti-Cholérique Russe* comme mesure de préservation.

Avoir soin aussi d'enlever fréquemment la fiente des poulaillers et de laver ceux-ci avec un lait de chaux ou avec de l'eau additionnée d'une cuillerée d'huile de vitriol par 5 litres d'eau.

Clou de rue. — Enlever le clou, amincissement de la corne et cataplasmes de farine de lin, pansements antiputrides comme il est dit à l'article (Blessures), avec la *Poudre styptique* de M. Châtelain.

Coliques. — Promenades. Pour les coliques gazeuses ou d'estomac et pour les indigestions des chevaux et mulets, mélangez dans 1 litre de lait froid 1 cuillerée à bouche d'*Elixir météorifuge Brillault*, avec 3 cuillerées d'huile à manger d'une espèce quelconque, et faites prendre à l'animal.

Cocotte. — Voy. FIÈVRE APHTEUSE.

Congestion intestinale. — Saignée

abondante, 4 à 10 litres suivant la taille du sujet ; traitez ensuite comme les coliques gazeuses ou d'estomac.

Congestion pulmonaire. — Coagulation du sang accumulé dans la région des poumons, la respiration devient de plus en plus difficile et l'animal étouffe.

Saignée abondante comme il est dit à congestion intestinale. Mélangez avec 125 grammes d'eau-de-vie ou de rhum, 6 cuillerées à bouche d'essence térébenthine, et 2 cuillerées d'*Elixir météorifuge Brillault*, et frictionner fortement avec ce mélange la région des poumons.

Congestion cérébrale. — Arroser constamment la tête avec de l'eau très froide, et compresses d'eau sédative.

Constipation. — Accumulation dans le gros intestin des matières fécales qui y durcissent ou s'y coagulent souvent en calculs stercocaires de telle manière que les contractions intestinales sont impuissantes à expulser ces dépôts au dehors.

Purge, lavements avec des décoctions de feuilles de mauves et un peu d'huile d'olive ou de pavot, tisane de graine de lin pendant plusieurs jours, mettre une petite poignée de graine de lin dans les barbottages suivant la force de l'animal. Pour les porcs (Voy. Maladies des porcs).

Contusion. — Voy. PLAIES.

Coryza. — Voy. ENCHIFRÈNEMENT.

Courbe. — Voy. SUROS et CAPELET.

Couronné (*Cheval*). — Voy. PLAIES.

Crapaud. — Déformation purulente qui survient à la sole du cheval à la suite de la pourriture de la fourchette, la fourchette se couvre de végétations qui forcent l'animal à botter.

L'emploi de la *Poudre styptique* de M. Châtelain est un des meilleurs remèdes que je connaisse. Le mode d'emploi accompagne toujours chaque flacon.

Crapaudine. — Ulcération survenue à la couronne du pied du cheval ; même traitement que ci-dessus.

Crevasses. — Même traitement que ci-dessus.

Crevasses du mamelon. — Pour les crevasses qui surviennent aux tétines des vaches laitières, faire fondre de la cire vierge dans de l'huile d'olive et graisser 2 fois par jour après avoir trait la vache.

Dartres. — Voy. MALADIES DE PEAU.

Diarrhée (*Dysenterie, Dévoiement*). — Purger l'animal avec du sulfate de soude. La *Poudre antidysentérique* de M. Queuille, pharmacien, est un des meilleurs produits connus dans tous les cas de diarrhée, dysenterie, etc... Donner des aliments de facile digestion. Pour la diarrhée des porcs (Voy. MALADIES DES PORCS).

Diphtérie. — Voy. CHOLÉRA DES VOLAILLES.

Eaux aux jambes. — Voy. CRAPAUD.

Écarts. — Feu anglais ou au cautère sur l'articulation malade.

Echauffement. — Voy. CONSTIPATION.

Effort de boulet, tendon, etc. — Voy. ECARTS. Bains d'eau froide.

Eczéma. — Un liniment excellent et presque certain contre l'eczéma, est un mélange de nitrate d'argent fondu, 4 grammes, avec huile de lin ou de colza, 125 grammes. Frotter les parties malades avec ce produit à l'aide d'une plume et à de courts intervalles.

Élevage *des veaux, porcs, agneaux, etc., par le lait artificiel*. — L'élevage artificiel des veaux, porcs, agneaux, etc., se pratique de plus en plus, car il y a une économie certaine, et la croissance et l'engraissement sont plus rapides.

La **farine lactée Brillault** est la plus recommandable. Ce produit, le plus nétritif de tous les aliments connus. est composé de tous les éléments qui constituent le lait naturel, il le remplace avantageusement, forme une nourriture saine et succulente dont les jeunes animaux sont très friands.

10 kil. de farine lactée peuvent faire 200 à 250 litres de lait. Un litre de lait artificiel revient de 0 fr. 03 à 0 fr. 04, et vous permet de vendre celui de la mère 10 ou 15 centimes.

Le mode d'emploi, des plus simples, accompagne toujours chaque sac, et les livraisons sont faites par sacs de 5, 10, 25, 50 et 100 kil. (voir aux annonces).

Enchevêtrure (*Prise de longe*). — Voy. CREVASSES.

Enchifrénement (*Coryza, Catarrhe nasal*). — Affections des fosses nasales et du voile du palais, qui attaque principalement le cheval. L'animal, triste et abattu, rend par les naseaux et ensuite par la bouche, une matière filante et diversement colorée ; cette matière se montre de plus en plus aqueuse, y veiller de près car la morve débute dans ces conditions.

Il faut au plus vite injecter dans les cavités

nasales du cheval, une dissolution de 15 à 20 d'alun dans un litre d'eau. Plusieurs sujets, atteints de coryza, ont été guéris ainsi dans 24 heures, mais presque toujours en peu de jours.

Enflure. — Voy. Anarsaque ou Météorisation.

Eparvin osseux ou calleux. — Tumeur dure et osseuse qui se développe au jarret du cheval et du bœuf et les fait boiter.

Feu anglais, mixture de Cherry (Voy. Capelet) pour la préparation et l'emploi de cette mixture.

Eparvin sec. — Mouvement convulsif que le cheval éprouve au jarret et qui le fait harper, c'est-à-dire mouvoir les jambes avec les tics irréguliers.

Toutes les préparations pharmaceutiques sont incertaines, mieux vaut y faire mettre le feu.

Erysipèle. — Tuméfaction enflammée des tissus sous-cutanés, offrant la plus grande analogie avec les engelures, avec démangeaison qui porte l'animal à se frotter jusqu'à excoriation. L'érysipèle donne des accès de fièvre.

Traitement : mélangez avec 4 cuillerées à bouche d'huile d'olive 1 cuillerée d'*Elixir météorifuge Brillault*, et frictionnez la partie malade. On peut, sans difficulté, augmenter la dose d'élixir météorifuge suivant que l'on veuille obtenir une vésication, plus ou moins active. Purgez l'animal légèrement avec du sulfate de soude tous les 2 ou 3 jours.

Fièvre aphteuse. — Cette maladie est venue depuis plusieurs années augmenter les charges déjà bien lourdes des agriculteurs, soit qu'elle entraîne la mort des animaux atteints, soit qu'elle se contente de les tenir malades pendant un temps plus ou moins long, il y a toujours pour l'agriculteur un préjudice qu'il est nécessaire d'alléger par la vulgarisation d'un remède certain et radical contre cette terrible maladie et que l'on nomme *Liquide antiaphteux Brillault*.

Mesures préventives : 1° Isolement des animaux déjà atteints ou suspects. 2° Désinfection rigoureuse des locaux par le lavage des murs, des mangeoires, séparations, etc., et l'arrosage du sol et des fumiers avec une solution de sulfate de fer (200 gr. par litre d'eau). (Le sulfate de fer est facile à se procurer et à un prix peu élevé, 5 à 6 francs les 100 kil.).

Mesures curatives : 1° Faire dissoudre du sulfate de fer à raison de 100 grammes par litre d'eau, en préparer ainsi 4 à 5 litres que l'on mettra dans un récipient quelconque, ajouter 1 cuillerée à café de *Liquide antiaphteux Brillault* par litre d'eau (pas davantage).

Si l'animal peut marcher, l'attacher dehors à

un arbre ou à un pieu, et à l'aide d'un pulvérisateur à vigne ou d'une petite seringue lui laver vigoureusement la bouche avec la solution ainsi préparée sans ménager le liquide qui pourrait, en petite quantité, pénétrer dans l'œsophage. Puis comme les animaux ont l'habitude de se lécher les côtes, le flanc et la hanche, il est bon d'enduire les parties léchées avec la solution et ainsi l'animal malade absorbera lui-même le remède par petite dose (*ne pas faire boire par force de cette solution à l'animal*).

2° A l'aide d'un petit pinceau, il faut toucher les aphtes des pieds et des lèvres avec le liquide pur.

Pour les petits animaux, chèvres, moutons, veaux, etc., diminuer la dose de *sulfate de fer* et de *liquide antiaphteux Brillault* de moitié, c'est-à-dire 50 grammes de *sulfate de fer* par litre d'eau et 1 cuillerée à café de *liquide antiaphteux Brillault* par 2 litres d'eau, mais toucher quand même les aphtes des pieds et des lèvres avec le liquide pur à l'aide d'un pinceau.

Ce traitement pratiqué deux fois par jour pendant trois jours de suite amènera la complète guérison.

Formes. — Feu anglais ou au cautère. Repos, douche.

Fourbure. — Maladie inflammatoire des

articulations du pied des animaux surtout chez le cheval, à la suite de surmenage. Pratiquer quelques saignées même répétées, cataplasme, déferrer, repos complet, mettre de l'argile sous les pieds en guise de litière, en y mélangeant de la suie et du vinaigre, bains de pieds froids dans lesquels on fera bien d'ajouter un peu de vinaigre et une ou 2 cuillerées d'*Elixir météori-fuge Brillault*. Dans le cas de fourmilière, faire faire l'opération.

Fourchet. — Panaris du pied des ruminants dont le siège est au fond de la séparation des deux doigts qui forment le pied de ces animaux (Voy. CRAPAUD).

Fourchette échauffée, pourrie. — Voy. CRAPAUD.

Furoncles. — Voy. ABCÈS.

Gale. — Eruption de petits boutons coniques blancs entourés d'une auréole enflammée qu'accompagne une démangeaison insupportable. L'auteur de tous ces ravages est un petit acare qui se creuse sous la peau un terrier au bout duquel il dépose un œuf dont l'incubation produit une petite pustule.

Comme traitement au début il faut faire un savonnage énergique, puis si l'animal est de petite taille comme le chien par exemple, lui faire prendre des bains pendant plusieurs jours, en mettant 10 à 15 gr. de foie de soufre (sulfure de potasse) par litre d'eau, et graisser ensuite avec la pommade d'Helmeric, que vous pourrez faire composer par votre pharmacien dans les proportions suivantes :

Carbonate de potasse........	20 grammes
Soufre sublimé	40 —
Axonge ou vaseline........	140 —

Pour les gros animaux : tels que bœufs, chevaux, etc., un savonnage énergique seulement et graisser avec la pommade d'Helmeric une ou deux fois par jour sur les surfaces dartreuses et envahies par l'insecte.

La benzine et le pétrole, mélangés avec un peu d'huile, tuent aussi les acares.

Gangrène. — Maladie excessivement difficile à combattre. Consulter le vétérinaire au plus vite.

Garrot (*Mal de*). — L'emploi de la *Poudre styptique* de M. Châtelain est des plus efficaces pour le mal de garrot (Voy. PLAIES).

Gastrite. — Maladie d'estomac, inflammation de la muqueuse. Demi diète, barbotages, bouillons d'herbes, purger légèrement tous les 2 ou 3 jours.

Gerçures des mamelons. — Voy. Crevasses.

Gonflement du jabot *chez les animaux de basse-cour*. — Cette maladie si commune dans nos basses-cours est combattue avec succès, en mettant dans le breuvage journalier des volailles 1 cuillerée à bouche d'*Elixir météorifuge Brillault* par 2 litres d'eau (changer le breuvage tous les jours).

Gourme. — Maladie particulière au jeune âge caractérisée par un jétage mucoso-purulent sortant des narines et par les abcès dans l'auge et sous les parotides. Des complications peuvent survenir, des abcès se former et aggraver le mal, la gourme est une maladie contagieuse, il est donc prudent, au début, de mettre l'animal éloigné des autres, dans une écurie bien chaude ; la *Poudre adoucissante* de M. Queuille est un des produits les plus efficaces que je connaisse pour la guérison de la gourme ; son emploi, qui est indiqué sur la boîte, est des plus simples.

Avoir soin d'entourer la gorge avec des couvertures de laine et donner à boire de l'eau de son et des tisanes faites avec des racines fraîches de guimauve ou des feuilles et des fleurs de mauve, mais toujours tièdes.

Gouttes (*Grippettes, Petit-train, Rhumatisme*). — Maladie des os et des articulations qui affecte surtout les bonnes vaches laitières et qui les fait beaucoup souffrir. Quelques-unes même ne peuvent se tenir debout et sont ce que l'on appelle tombée sur la litière.

Il faut employer immédiatement la *Poudre anti-goutteuse* de M. R. Puy, pharmacien. Cette poudre, composée de substances et de produits toniques dosés et bien proportionnés, est d'une réelle efficacité contre les gouttes, grippettes, petit-train, pica, rhumatismes des vaches laitières; elle contribue considérablement au développement de la charpente osseuse des jeunes animaux; elle augmente beaucoup le rendement du lait chez les vaches laitières.

Dose : pour les grands animaux, 2 ou 3 cuillerées à soupe par jour dans du son frisé ; pour les petits animaux, 2 ou 3 cuillerées seulement.

Un sac de 2 kil. 500 est généralement nécessaire pour assurer une guérison complète. (*Voir aux annonces*).

Hématurie ou pissement de sang.

— Frictions des organes génitaux avec du vinaigre chaud et breuvage astringent à l'eau de Rabel (alcool sulfurique), soit 30 gr. Eau de Rabel ou (3 parties d'alcool mélangé avec 1 partie d'acide sulfurique), 1 litre d'eau.

Mélangez bien et donnez-en deux fois dans la journée (en 2 fois). M. Pottier, à qui nous devons cette formule, assure avoir guéri de l'hématurie plus de 200 bœufs ou vaches par l'administration de cette potion astringente, lorsqu'elle est administrée dès le début de la maladie. Si 12 heures après les premières administrations, la bête bovine ne pisse plus le sang, il est inutile de renouveler la dose du médicament. Par contre, si l'hématurie continue après la seconde dose du breuvage, il faut réitérer l'administration et augmenter la dose d'eau de Rabel d'un tiers. Nous trouvons déjà forte cette dose de 30 gr. pour 1 litre d'eau. Nous étions tentés de la réduire des 2/3, mais il faut s'incliner devant l'observation.

Hydarthrose (*Molette, Vessigon*). — Accumulation du liquide synovial dans une articulation. Massage, douche, frictions avec un liniment que vous pouvez préparer vous-même, en mélangeant 4 cuillerées à bouche d'huile d'olive avec 1 cuillerée d'*Elixir météorifuge Brillault*. On peut, sans difficulté, augmenter la dose d'*Elixir météorifuge* suivant que l'on veuille obtenir une vésication plus ou moins active (Voy. aussi CAPELET pour l'emploi de la mixture de Cherry).

Hydrocèle. — Accumulation de liquide soit dans le tissu cellulaire, soit dans une des 2 poches qui recouvrent les testicules. Ponctions et traitements comme les hydarthroses.

Ictère ou jaunisse. — Purgez vos animaux atteints de jaunisse avec du calomel à la vapeur à raison de 4 à 12 gr. pour les grands animaux, et de 0 gr. 25 à 4 gr. pour les petits.

Indigestion. — Pour les indigestions, l'*Elixir météorifuge Brillault* est incontestablement le meilleur et le plus usité de tous les produits, et son emploi est des plus simple.

Pour les grands ruminants, faire prendre 2 cuillerées à bouche d'*Elixir météorifuge* mélangées avec 1 litre d'huile à manger.

Pour les petits ruminants de 6 mois à 1 an, diminuer la dose de moitié.

Pour les moutons, chèvres et porcs, 1 cuillerée à café d'*Elixir* dans un verre d'huile.

Pour les chiens, 1 cuillerée à café dans un verre de lait.

Espèce chevaline et mulassière, 1 cuillerée à bouche dans 1 litre de lait froid avec 3 cuillerées d'huile à manger (Voy. aussi COLIQUES ET MÉTÉO-RISATION). Demi-diète pendant quelques jours.

Inflammation de la mamelle des vaches laitières. — Il arrive quelquefois que les vaches laitières contractent à la mamelle des enflures dures et souvent enflammées. Ce mal qui ennuie les cultivateurs et qu'ils croient être une morsure de reptiles, vient de ce que les vaches se couchent sur la terre humide ou dans des endroits malsains sur lesquels repose la mamelle. Cette inflammation, qui peut avoir de certains effets préjudiciables sur la production du lait, peut entraîner la perte d'une ou deux tétines. Elle est guérie en peu de jours avec l'*Elixir météorifuge Brillault.*

Traitement : faire bouillir une poignée de lierre de terre dans 1 litre d'eau ; y ajouter 2 cuillerées d'*Elixir.* Frictionner la partie enflée avec cette préparation tiède 4 à 5 fois par jour.

Avoir soin de tirer du lait 15 à 20 fois par jour afin que la tétine malade ne s'obstrue pas.

Inflammation des intestins. — Voy. Constipation.

Javarts. — Il y a quatre sortes de javarts : 1° le javart cutané ; 2° le javart encorné ; 3° le javart cartilagineux ; 4° le javart tendineux. Tous peuvent être guéris radicalement en employant la *Poudre styptique* de M. Châtelain, pharmacien (Voy. Plaies, Crapaud).

Kystes. — Voy. Hydarthrose.

Laryngite. — Voy. Angine.

Maladie des jeunes chiens. — Sorte de gourme qui affecte plus ou moins les chiens de 3 mois à 1 an ; elle se manifeste de bien des manières et voici les conseils que nous donnons à ceux qui élèvent des jeunes chiens de race auxquels ils tiennent beaucoup.

Depuis l'âge de 3 mois jusqu'à 1 an, même 15 mois, faites prendre à vos chiots de temps en temps un peu de café sucré, généralement ils le prennent seuls et avec gourmandise ; le café est diurétique et active les fonctions digestives, le système nerveux. De temps en temps, une fois par mois autant que possible, purgez vos chiens avec 1 cuillerée ou 2 d'huile de ricin suivant l'âge et la grosseur, en débutant par 1 cuillerée à café et en augmentant au fur et à mesure de la croissance. Les personnes aisées pourront aussi faire prendre quelques cuillerées d'huile de foie de morue pendant 8 jours consécutifs ; cesser ensuite pendant une quinzaine et recommencer etc., ainsi de suite. Le grand air et la liberté sont aussi nécessaires pour les jeunes chiens, et une bonne nourriture fortifiante.

La généralité des chiens traités ainsi, ne sont jamais malades.

Si la maladie se manifeste, il faut donner des soins spéciaux suivant le siège.

S'il y a bronchite, donnez un peu de sirop d'ipéca pour faire vomir, faites prendre du sirop pectoral de belladone, de terpine, etc. ; à l'extérieur, il est bon, pour dégager les bronches, de mettre quelques cataplasmes de farine de lin sinapisés, même une emplâtre ou un vésicatoire, en ayant soin de couper les poils avant de les appliquer. (Tenir les chiens malades bien au chaud).

S'il jette beaucoup du nez et des yeux, lavez deux ou trois fois par jour avec de l'eau boriquée, couper la fièvre avec quelques pilules de quinine. On peut aussi faire des injections nasales d'alun (10 à 15 gr. d'alun par litre d'eau) dans les jétages épais et abondants, fumigations de goudron.

Comme nourriture, donnez au chien ce qu'il voudra, du lait, de la viande crue, cuite, etc.

Maladies des porcs. — Contrairement à l'opinion de nos campagnes, le porc est celui de tous les animaux qui, par sa mortalité, cause le plus de préjudice aux cultivateurs. Depuis un certain nombre d'années, des épidémies meurtrières ont fait chiffrer ces pertes par millions; en effet on a vu des communes entières ravagées par ce terrible fléau, le *Rouget* ou *Mal Rouge* et l'*Angine* ou *Esquinancie,* qui sont les deux principales maladies du porc.

On a préconisé bien des remèdes, mais aucun n'a pu obtenir les résultats que l'on obtient avec la *Poudre Algérienne.* Dosée et proportionnée suivant les maladies et l'âge du porc atteint, elle est d'une réelle efficacité contre le *Rouget,* la *Petite Vérole,* l'*Angine,* les *Rhumatismes,* le *Manque d'appetit,* etc.

Elle remplit un double but comme *curatif, préservatif* et *antiépidémique.*

Mode d'emploi. — *Comme préservatif :* Dès que l'épidémie fait son apparition dans la contrée, donner aux porcs, tous les deux ou trois jours, 1 cuillerée à café du remède pour un porc de 1 à 3 mois ; une 1/2 cuillerée à bouche de 3 à 5 mois ; au-dessus de cet âge, en donner 1 cuillerée à bouche, cela au repas du matin, dans le breuvage ordinaire. Pendant les chaleurs, en faire prendre aux porcs tous les huit jours, en hiver tous les mois au renouvellement de la lune.

Les porcs soumis à ce traitement seront, en général, épargnés par les maladies épidémiques.

Principales maladies du Porc et manière de les soigner

Rouget ou *Mal Rouge, Foie Rouge.* — **Symptômes :** Le porc cesse tout à coup de manger et fouille de tous côtés ; il apparaît au cou, aux oreilles, au ventre et à la face interne des cuisses, des taches rouges qui, souvent peu visibles pendant la vie, deviennent très distinctes après la mort. Une forte chaleur envahit tout le corps, la tête principalement. On aperçoit une gêne dans la respiration, la peau du ventre devient tendue comme celle d'un tambour. La queue au lieu d'être enroulée pend de toute sa longueur ; les poils se hérissent. Quelquefois il se produit sur la langue une vésicule ronde de la grosseur d'un pois, qui ne tarde pas à noircir et entraîne la mort.

Traitement. — Dès qu'on a constaté la maladie, faire prendre pendant deux jours, 2 cuillerées à bouche de la *Poudre Algérienne* dans un peu d'eau de son ou de lait et 1 cuillerée tous les jours pendant la convalescence. Dans cette affection, il convient de faire deux frictions par jour, matin et soir, avec un chiffon en laine imbibé de vinaigre tiède ou d'eau-de-vie, afin de produire une abondante transpiration. Après ces frictions, recouvrir l'animal avec une couverture de laine et entretenir une bonne litière.

Angine ou *Esquinancie.* — **Symptômes :** Maladie que l'on confond souvent avec le *Rouget*. La cause principale est un changement brusque de température, le manque d'eau pour boire pendant les chaleurs, l'usage d'eau trop froide ou de neige fondue, l'envoi des porcs au champ avant la disparition de la rosée, des courses forcées contre le vent. L'animal se montre abattu, inquiet, la respiration devient sifflante et difficile. Il y a une forte chaleur, surtout au groin. Les yeux et la langue sont rouges, cette dernière est pendante et tuméfiée. La déglutition se fait avec peine. On voit apparaître au larynx une tumeur dure, tendue, qui s'étend le long du cou et quelquefois jusqu'à la poitrine. Cette tumeur rouge grossit et devient rouge bleuâtre. A ce moment, l'animal ne pouvant plus respirer, ne tarde pas à succomber. La mort se produit ordinairement au bout de **24** à **36** heures.

Traitement. — Aux premiers symptômes, supprimer toute alimentation, donner un peu de son ou de farine délayée dans de l'eau tiède, Faire prendre pendant quatre jours, 1 cuillerée 1/2 de *Poudre Algérienne* dans un peu de lait, puis une 1/2 cuillerée pendant une semaine, suivant l'intensité de la maladie et l'effet produit. Mêmes frictions que pour le *Rouget*.

Petite Vérole. — La petite vérole se reconnaît à une éruption de boutons et cède facilement au traitement suivant : 1 cuillerée à bouche de *Poudre Algérienne* pendant 3 à 4 jours de suite.

Pour les autres maladies: *Rhumatismes, Diarrhée, Manque d'appétit*, etc., donner pendant plusieurs jours, suivant l'effet produit, la dose indiquée comme préservatif. (Voir aux annonces pour l'achat de la *Poudre Algérienne*).

Mammite. — Voy. Inflammation des mamelles chez les vaches laitières.

Météorisation (*Enflure, Indigestion gazeuse*). — La météorisation ou enflure des animaux provient d'une accumulation de gaz dans le rumen ou panse des ruminants, opérant sur les parois de cet estomac une pression qui refoule le diaphragme sur les poumons : ce qui détruit leurs fonctions et ce qui amène en peu de temps l'asphyxie.

Les ruminants, qu'une conformation spéciale a pourvus de quatre estomacs, sous le nom de *Rumen, Réseau, Feuillet* et *Caillette*, sont plus sujets à cet accident que les animaux à un seul estomac. Le *Rumen* ou *Panse* est simplement un vaste sac qui sert aux animaux à recevoir les substances alimentaires qu'ils avalent presque sans mâcher au moment de leurs repas.

Ces aliments, ainsi absorbés, retournent ensuite à la bouche pour y être broyés et mêlés de salive ; ils sont avalés de nouveau et conduits dans la caillette. Quand les substances alimentaires prises par l'animal au moment de ses repas sont entassées dans le *Rumen*, il est facile à comprendre qu'il se produit dans ces aliments, une fermentation de laquelle se dégagent des gaz qui produisent un gonflement plus ou moins considérable que l'on appelle *Météorisation*.

Cette *Météorisation*, beaucoup plus fréquente aux espèces bovines et ovines, se produit à toutes les saisons de l'année, mais plus généralement au printemps, l'été et l'automne, époque où les animaux absorbent le plus de fourrages, tels que : *luzernes, trèfle, sainfoins, minettes,* etc., etc... Les *choux, navets, topinambours, pommes de terre, betteraves,* etc., etc., céréales sujettes à la fermentation, peuvent produire également le *Météorisme*.

Si on n'apporte pas à un animal atteint de *Météorisation* un vif et prompt secours, l'asphyxie est immédiate ; le véritable secours à y apporter est l'*Elixir météorifuge Brillault*, aussi, tout propriétaire doit l'avoir sous la main.

Cet elixir, très efficace pour combattre ce gonflement, rend l'animal à son état normal 10 minutes après l'absorption.

Sans l'emploi de cet elixir, on serait obligé d'avoir recours à la ponction du *Rumen*, opération qui consiste à faire un trou dans le flanc gauche de l'animal avec l'instrument appelé Trocart ; ce trou perfore le *Rumen* et les gaz s'évaporent par cette ouverture. Ce moyen barbare ayant des suites funestes sera laissé de côté et remplacé par l'emploi de l'*Elixir météorifuge Brillault* que tout le monde peut employer sans danger.

Il arrive quelquefois que le verre du flacon se congèle, ce qui occasionne des difficultés pour l'ouvrir ; dans ce cas, il suffit ou de faire chauffer le goulot, ou de le tremper dans de l'eau chaude.

Manière d'employer l'Elixir météorifuge dont la formule a été déposée au Ministère du Commerce et de l'Industrie.

Dose pour les grands Ruminants. — Prenez une bouteille de la contenance d'un litre, versez dedans 2 cuillerées à bouche d'elixir, plus 2 cuillerées de suie de cheminée, la plus fine possible, remplissez la bouteille de lait froid, agitez fortement le tout et administrez cette quantité dans l'espace de 3 à 4 minutes. Si, au bout d'un quart d'heure, la *Météorisation* persiste, donnez une seconde dose, mais moitié moins forte que la première.

A défaut de lait on peut employer l'eau.

Pour les coliques et les indigestions, il s'emploie de la même façon, en remplaçant la suie par de l'huile à manger ou de l'huile de graines de lin, ou bien encore par de l'huile de colza.

Pour les petits Ruminants de 6 mois à 1 an. — La dose devra être moitié moins forte que pour les grands, c'est-à-dire 1 cuillerée d'elixir, 1 cuillerée de suie de cheminée, toujours la plus fine possible, le tout dans un demi-litre de lait froid et administrer comme aux grands. Si le mal persiste, donner une seconde dose moitié moins forte que la première.

Pour les Moutons, Chèvres et Porcs. — 1 cuillerée à café d'elixir et 1 cuillerée à café de suie de cheminée, mettre le tout dans un verre d'eau et administrer.

Il s'emploie aussi pour les chiens dans le cas d'indigestions : 1 cuillerée à café dans un verre de lait.

Espèce chevaline et mulassière. — Pour les coliques gazeuses ou d'estomac et pour les indigestions des chevaux et mulets : 1 cuillerée à bouche dans 1 litre de lait froid, avec 3 cuillerées d'huile à manger d'une espèce quelconque.

Certains cultivateurs hésiteront peut-être à se servir de l'*Elixir météorifuge* pour leurs vaches à lait ou les vaches pleines. Je réponds, ne craignez rien ; employez-le hardiment, il n'entrave en rien la production du lait et ne peut faire avorter la vache ; et même dans le cas où ce serait un animal de boucherie, la viande en sera aussi saine.

L'Elixir météorifuge Brillaut guérit :

1° La météorisation ou enflure des animaux ;

2° Les coliques et les indigestions ;

3° Les maladies vermineuses :

4° Les piqûres de bêtes venimeuses, chez les hommes et chez les animaux ;

5° Le gonflement du jabot, chez les animaux de basse-cour ;

6° L'inflammation des mamelles chez les vaches laitières.

Vous trouverez également son emploi pour bien d'autres maladies décrites dans cet opuscule.

Morve. — Infection contagieuse qui a son siège originaire sur les os du nez. Appeler le vétérinaire au plus vite et se conformer à la police sanitaire.

Molettes. — Voy. Hydarthrose.

Œdème. — Voy. Anarsaque.

Peau (*Maladies de la*). — Les maladies de peau chez les animaux sont nombreuses, elles sont eczématiques ou occasionnées par un parasite quelconque telle que la gale (Voy. Eczéma et Gale.

Petite vérole. — Voy. Maladies des porcs.

Piétin (*Crapaud, Pourriture des pieds*). — Sorte de panaris qui, ayant son siège sous l'ongle des bêtes à laine, altère d'abord le tissu corné et finit par ulcérer tout le pied.

N'employez que la *Poudre styptique* de M. Châtelain si vous voulez avoir une cure prompte et radicale (voy. les annonces aux dernières pages qui vous indiqueront l'adresse de la maison où vous pourrez vous procurer ce produit).

Piqûre de vipères, d'abeilles, d'araignées, etc. — Pour les piqûres de vipères ou autres insectes venimeux suivant la force de l'animal, lui administrer immédiatement une dose d'*Elixir météorifuge Brillault*, comme dans les cas de coliques, d'indigestions ou de météorisations, et surtout frottez le plus tôt que vous le pourrez la plaie avec du liquide pur, renouveler le lavage de la plaie plusieurs fois dans la même journée.

Pour les piqûres d'abeilles, de guêpes, etc., lavez simplement ces piqûres avec l'elixir pur.

Plaies. — Voy. Blessures.

Ponte des poules. — Un nouveau produit qui prend une extension considérable et qui mérite en effet d'être propagé, a rendu d'énormes services aux éleveurs de volailles. C'est un excitant remarquable qui produit sur la grappe ovarienne les plus heureux effets; vous savez tous, en effet, que la poule apporte en naissant une grappe où sont attachés tous les œufs qu'elle devra pondre dans l'espace de 5 à 6 ans; lorsqu'arrive le printemps, la chaleur et une nourriture nouvelle, herbe, insectes, etc., obligent ces œufs à grossir un par un pour être ensuite expulsé au dehors; cette ponte est plus ou moins abondante dans certaines basses-cours que dans d'autres, suivant la nourriture qui y est distribuée.

On peut donc en conclure, que si nous fournissions à la poule, la chaleur et les éléments nutritifs qui manquent au développement de la grappe ovarienne, nous arriverions à faire produire des œufs par les plus grands froids, et en plus grand nombre; de nombreuses expériences ont donc été faites et M. Brillault a été assez heureux pour trouver exactement les éléments qui manquaient au développement des œufs. Tous ces éléments nutritifs, scientifiquement combinés, associés et mélangés à la nourriture journalière des volailles pendant l'hiver, donnent les plus heureux résultats. Cette composition chimique, appelée *Poudre ovifère Brillault*, est aujourd'hui universellement connue ; des milliers de certificats attestent chaque année son efficacité.

Cette poudre oblige la poule à pondre en 2 ou 3 ans, tous les œufs qu'elle devrait pondre en 5 et 6 ans ; la ponte est donc doublée. Mais, de ce fait, nous ne saurions trop recommander de ne pas garder de poules au delà de 3 ans : il faut donc avoir soin de renouveler le poulailler tous les ans ou tous les 2 ans, si vous ne voulez pas avoir des sujets inféconds.

Pour connaître exactement l'âge des poules, il suffit de mettre à la patte tous les ans une bague en celluloïd que l'on trouve aujourd'hui dans toutes les épiceries, quincailleries, etc. De cette façon, vous ne porterez au marché ou ne mangerez que toujours les plus vieilles, et vous serez certain que tous les jeunes sujets qui restent à la basse-cour, produiront une très grande quantité d'œufs si vous ajoutez à leur nourriture la *Poudre ovifère Brillault*, véritable trésor de la basse-cour.

Effets de la Poudre ovifère. — Bien qu'elle contienne des éléments nutritifs par excellence, la **Poudre ovifère** n'est pas une nourriture préparée pour remplacer l'alimentation ordinaire ; elle est un condiment qui active la digestion et produit sur tout l'organisme des volailles une excitation salutaire.

Elle est un stimulant qui rend en quelques jours aux volailles épuisées, maladives ou stérilisées par le froid, leurs vives couleurs, leur sang généreux, leur sémillante allure, leur gaieté, toute la vigueur et la vitalité indispensable à leur ponte qui est doublée.

Elle ne fatigue pas les volailles ; ses puissants effets décuplent au contraire leurs forces et les préservent des maladies épidémiques.

Quant au coq, si indifférent en hiver pour son sérail, elle lui donne une ardeur nouvelle qui le rend propre à la reproduction, par les froids les plus excessifs.

Les autres oiseaux de la basse-cour, poulets, canes ou dindons, les autres oiseaux en volière, perdrix, cailles ou faisans peuvent en manger sans crainte ; elle sera également pour eux un régénérateur puissant.

Economie résultant de son emploi. — « J'ai, nous « écrit un de nos nombreux correspondants, fait « l'essai de la **Poudre ovifère** sur 12 poules qui « m'avaient donné, aux mois de Janvier et « Février précédents :

En Janvier...................... 25 œufs
En Février...................... 40
                Total........... 65 œufs

« J'ai obtenu aux mêmes époques, par l'emploi « de ce merveilleux produit :

En Janvier................. 134 œufs
En Février................ 218
                Total......... 352 œufs

« soit une augmentation de *287 œufs*, valant à
« cette saison une moyenne de 8 fr. le 100. J'ai
« donc ainsi réalisé, déduction faite de la somme
« de 5 francs, prix des 2 k. 500 de la poudre
« employée, un bénéfice net de 18 fr. 75. »

Cet exemple, pris entre mille, suffit pour démontrer aux éleveurs l'économie considérable qui résulte de l'emploi de cette composition.

Pas un n'hésitera à en faire l'essai ; or,

l'essayer une fois, c'est l'adopter pour toujours.

Son mode d'emploi. — Mêlez, au repas du matin, la **Poudre ovifère** avec le grain, à raison d'une cuillerée à bouche pour 10 ou 12 poules. Avant de faire ce mélange, humectez le grain très légèrement pour éviter que la poudre ne vienne à s'en séparer.

Quand vous voudrez remplacer le grain par de la pâtée, son, recoupe ou pommes de terre cuites, saupoudrez-la, du précieux produit, dans la même proportion que ci-dessus, délayez bien le tout et servez le mélange, bien chaud en hiver et froid en été.

Les effets de ce régime se font sentir ordinairement au bout de 15 à 20 jours.

Un peu de chènevis pendant l'hiver aide aussi à la ponte.

Recommandations utiles. — Ne gardez pas d'oiseaux au delà de 2 ou 3 années.

Tenez votre poulailler propre, chaud et sec.

Si vous devez tenir vos volailles enfermées, jetez du sable dans leur enclos.

Pour les débarrasser des vermines qui les rongent et les affaiblissent, employez l'*Insecticide Brillault.*

Poux, puces, parasites (*Destruction des*). — Si les oiseaux de basse-cour sont parfois maladifs, et conséquemment inféconds, cela tient souvent à ce qu'ils sont incommodés par les poux ou vermines de toutes sortes, qui pullulent en nombre si considérable qu'ils obligent les volailles à déserter le poulailler. Le moyen le plus efficace de les en débarrasser est l'emploi très simple et peu onéreux de l'*Insecticide Brillault.*

Mode d'emploi. — Nettoyer parfaitement le poulailler et le blanchir au lait de chaux ; répandre ensuite l'*Insecticide* sur les perchoirs et principalement dans les nids. Deux ou trois applications suffisent.

L'*Insecticide* débarrasse également les autres animaux des puces ou autres parasites qui les incommodent.

Pousse. — Affection asthmatique particulière au cheval. Le cheval poussif est essoufflé à la moindre course, sa respiration est haletante, étouffée et hainante, sa toux est sèche et quinteuse, il est paresseux, sans appétit et sans courage.

Cette maladie, quoi qu'on en dise, n'est guère guérissable ; elle peut cependant être enrayée ou allégée, en faisant prendre pendant une vingtaine de jours consécutifs, chaque matin dans du son, 1 petit paquet d'un gramme d'arsenic.

Rhumatismes. — Voici une mixture qui, dit-on, est très efficace contre les affections rhumatismales, les paralysies.

1° Mélangez 2 cuillerées à bouche d'essence de térébenthine avec 2 cuillerées d'*Elixir météorifuge Brillault* : puis faire fondre un peu de savon dans 2 ou 3 cuillerées d'alcool camphré ; réunissez le tout et frictionner vigoureusement avec cette mixture les parties malades. (Pour les porcs, voy. aussi Maladie des porcs.

Rouget ou Mal rouge. — Voy. Maladie des porcs).

Saillie. — Voy. Accouplement.

Toux. — Symptômes de l'angine, du coryza, de la gourme, des maladies de poitrine (voy. ces mots).

Tranchées. — Voy. Coliques.

Ulcères. — Décomposition du tissu osseux par la carie ou des tissus charnus par le pus (Voy. BLESSURES).

Vers, maladies vermineuses. — Les vers intestinaux se développent, soit dans l'estomac, soit dans les intestins, sous l'influence de causes inconnues ; quelquefois l'animal ne paraît pas en souffrir, d'autres fois ils irritent la membrane muqueuse qui revêt l'estomac et les intestins, et donnent lieu à des coliques et à la diarrhée. On reconnaît la présence du ver aux démangeaisons que l'animal éprouve au bout du nez et à l'anus, à sa langue chargée, à son appétit qui varie souvent, à ses pupilles dilatées ; mais la marque la plus certaine, de l'affection vermineuse, et même la seule qui soit certaine, est la présence des vers dans les excréments.

On traite les maladies vermineuses avec l'*Elixir météorifuge Brillault*, de la manière suivante : Dans un litre de lait, 1 cuillerée à bouche pour les grands animaux, et 1/2 pour les petits ; administrer le matin à jeun, pendant trois ou quatre jours de suite.

En suivant ces prescriptions, la guérison est infaillible.

Pour chasser le ver solitaire chez les chiens, faites bouillir sur feu doux 50 gr. d'écorce de racine de grenadiers avec 750 gr. d'eau ; réduisez à 500 gr., passez dans un linge et divisez en 3 doses que vous ferez prendre de demi-heure en demi-heure, purgez 3 heures après la dernière dose avec 30 gr. d'huile de ricin. (Il est bon de faire macérer 12 heures l'écorce dans l'eau avant de la soumettre à l'infusion, et faire jeûner l'animal 24 heures au moins avant de faire prendre) ; ce traitement peut s'appliquer aux autres animaux en augmentant ou diminuant la dose suivant la force de l'animal.

RENSEIGNEMENTS DIVERS

Destruction de la cuscute. — On fauche les endroits envahis par la cuscute un peu au delà des limites où elle se trouve, puis on épand sur le sol de la cendre de bois vive, c'est-à-dire non lessivée. On devra faire cette opération le soir et dans des conditions atmosphériques telles qu'on puisse espérer une forte rosée dans la nuit. On comprend que l'effet de la rosée est de dissoudre les sels contenus dans la cendre et spécialement le carbonate de potasse, auquel est due l'action contre la cuscute.

Débouchage des flacons bouchés à l'émeri. — Il arrive quelquefois que le verre des flacons bouchés à l'émeri, se congèle, ce qui occasionne des difficultés pour l'ouvrir ; dans ce cas, il suffit, ou de faire chauffer le goulot, ou de le tremper dans de l'eau chaude.

Plus de vers dans les fromages. — Les vers qui se forment dans les fromages causent un préjudice énorme à nos cultivateurs. Ces derniers, en effet, ne sont-ils pas obligés l'été de visiter minutieusement et tous les jours, les fromages qu'ils veulent porter à la ville au prochain marché ou qu'ils veulent conserver (pour ne vendre ou ne consommer qu'en hiver). Ils savent très bien que le consommateur n'achètera pas un fromage suspect, laissant encore la trace des vers qui y ont été extirpés.

Il est donc *indispensable*, pour éviter bien des pertes et des ennuis, d'utiliser la poudre à fromages dite l'**Indispensable**. Ce produit, préparé selon la formule de M. Blanc, chimiste, est infaillible, il est absolument inoffensif et empêche les vers dans les fromages tout en les bonifiant.

Il suffit de semer la poudre par petites pincées sur les fromages en les salant ou après. (La dépense est insignifiante, 1 centime 1/2 à peine par fromage).

La boîte, pour 80 à 100 fromages ordinaires, se vend partout dans les dépôts 1 fr. 25. (Elle est envoyée directement par la maison principale contre 1 fr. 45, franco par poste; par 6 boîtes à la fois, 1 fr. 25 la boîte, franco, gare la plus rapprochée. Une remise est faite à tous les épiciers, droguistes, etc.).

Ce produit est indispensable, non seulement chez le producteur, mais aussi chez le consommateur, les hôteliers, etc.

Toutes nos grandes fromageries de France utilisent ce produit et passent annuellement des marchés importants de boîtes, à la maison principale : **Maison Brillault,** *Beauvoir-sur-Niort (Deux-Sèvres).*

Ce produit est tellement apprécié, que dans les grands centres de productions, un propriétaire qui n'utiliserait pas l'*Indispensable*, ne trouverait pas à écouler sa marchandise, la première question que le revendeur pose avant de faire ses achats, employez-vous l'*Indispensable* ou employez-vous la *Poudre* à fromages? Si la réponse est affirmative, l'achat se fait immédiatement au cours du jour; si la réponse est négative, les fromages subissent une baisse d'au moins 2 sous, ou ne sont pas pris. Dans quelques années, les consommateurs eux-mêmes, feront les mêmes questions; et avec un peu d'expérience, tout le monde connaîtra, sans que le producteur le dise, si oui ou non on a fait usage de l'*Indispensable*.

CAS RÉDHIBITOIRES

La loi sur le Code rural (vices rédhibitoires dans les ventes et échanges d'animaux domestiques) du 2 Août 1884, a décidé :

Article premier. — L'action en garantie dans les ventes ou échanges d'animaux domestiques, sera régie, à défaut de conventions contraires, par les dispositions suivantes, sans préjudices des dommages et intérêts qui peuvent être dus s'il y a vol.

Art. 2. — Sont réputés rédhibitoires et donneront seuls ouverture aux actions résultant des articles 1641 et suivants du Code civil, sans distinction des localités où les ventes et échanges auront lieu, les maladies ou défauts ci-après, savoir :

Pour le cheval, l'âne, le mulet :

La *Morve*, le *Farcin*, l'*Immobilité*, l'*Emphysème* pulmonaire, le *Cornage* chronique, le *Tic* proprement dit, avec ou sans usure des dents, les *Boiteries* anciennes, intermittentes, la *Fluxion* périodique des yeux.

Pour l'espèce ovine : la *Clavelée*. Cette maladie reconnue chez un seul animal, entraînera la rédhibition de tout le troupeau, s'il porte la marque du vendeur.

Pour l'espèce porcine : la *Ladrerie*.

Art. 3. — L'action en réduction de prix autorisée par l'article 1644 du Code civil ne pourra être exercée dans les ventes et échanges d'animaux énoncés à l'article précédent lorsque le vendeur offrira de reprendre l'animal vendu en restituant le prix et en remboursant à l'acquéreur les frais occasionnés par la vente.

Art. 4. — Aucune action en garantie, même en réduction de prix, ne sera admise pour les ventes ou pour les échanges d'animaux domestiques, si le prix, en cas de vente, ou sa valeur en cas d'échange, ne dépasse pas 100 francs.

Art. 5. — Le délai pour intenter l'action rédhibitoire sera de neuf jours francs, non compris le jour fixé pour la livraison, excepté pour la fluxion périodique, pour laquelle ce délai sera de trente jours francs, non compris le jour fixé pour la livraison.

Art. 6. — Si la livraison de l'animal a été effectuée hors du lieu du domicile du vendeur, ou si, après la livraison et dans le délai ci-dessus, l'animal a été conduit hors du lieu du domicile du vendeur, le délai pour intenter l'action sera augmenté à raison de la distance, suivant la procédure civile.

Art. 7. — Quel que soit le délai pour intenter l'action, l'acheteur à peine d'être non recevable, devra provoquer, dans les délais de l'article 5, la nomination d'experts, chargés de dresser procès-verbal ; la requête sera présentée verbalement ou par écrit, au juge de paix du lieu où se trouve l'animal ; ce juge constatera, dans son ordonnance, la date de la requête et nommera immédiatement un ou trois experts qui devront opérer dans le plus bref délai.

Ces experts vérifieront l'état de l'animal, recueilleront tous les renseignements utiles, donneront leur avis, et, à la fin de leur procès-verbal, affirmeront, par serment, la sincérité de leurs opérations.

Art. 8. — Le vendeur sera appelé à l'expertise, à moins qu'il n'en soit autrement ordonné par le juge de paix, à raison de l'urgence et de l'éloignement.

La citation à l'expertise devra être donnée au vendeur dans les délais déterminés par les articles 5 et 6, elle énoncera qu'il sera procédé même en son absence.

Si le vendeur a été appelé à l'expertise, sa demande pourra être signifiée dans les 3 jours, à compter de la clôture du procès-verbal, dont la copie sera signifiée en tête de l'exploit.

Si le vendeur n'a pas été appelé à l'expertise, la demande devra être faite dans les délais fixés par les articles 5 et 6.

Art. 9. — La demande est portée devant les

tribunaux compétents, suivant les règles ordinaires du droit.

Elle est dispensée de tout préliminaire de conciliation, et, devant les tribunaux civils elle est instruite et jugée comme matière sommaire.

ART. 10. — Si l'animal vient à périr, le vendeur ne sera pas tenu de la garantie, à moins que l'acheteur n'ait intenté une action régulière dans le délai légal et ne prouve que la perte de l'animal provient de l'une des maladies spécifiées dans l'article 2.

ART. 11. — Le vendeur sera dispensé de la garantie résultant de la *morve* ou du *farcin* pour le cheval, l'âne et le mulet, et de la *clavelée* pour l'espèce ovine, s'il prouve que l'animal, depuis sa livraison a été mis en contact avec des animaux atteints de ces maladies.

ART. 12. — Sont abrogés tous les règlements imposant une garantie exceptionnelle aux vendeurs d'animaux destinés à la boucherie.

Sont également abrogées la loi du 20 Mai 1838 et toutes les dispositions contraires à la présente loi.

PRÉPARATIONS DIVERSES

Pommade camphrée. — Mélanger 150 grammes de graisse de porc non salée avec 50 grammes de camphre en poudre. Faire fondre la graisse au bain-marie, mettre la poudre de camphre, faire refroidir en brassant continuellement.

Alcool camphré. — Un litre alcool à 90°, 100 à 125 grammes de camphre.

Eau-de-vie camphrée. — 10 grammes de camphre, un demi-litre eau-de-vie.

Huile camphrée. — 100 à 125 grammes de camphre en poudre, un litre d'huile d'olive.

Cataplasmes. — *Le cataplasme de farine de lin* qui est le plus employé, se prépare en délayant de la farine de lin avec de l'eau tiède et en faisant cuire jusqu'à consistance de bouillie claire ; on place ensuite ce cataplasme entre deux mousselines et on l'applique sur la partie malade le plus chaudement possible.

Le cataplasme sinapisé se prépare comme ci-dessus et en saupoudrant la surface avec de la farine de moutarde avant de le recouvrir de mousseline.

Tisanes. — Les tisanes servent de boissons habituelles aux malades et se préparent de trois façons différentes : par infusion, macération ou décoction :

1º **Infusion.** — On jette de l'eau bouillante sur la substance à infuser ; laisser en contact pendant un temps variable de 10 à 20 minutes environ, puis on passe à travers un linge fin. Les tisanes de feuilles et de fleurs se font par infusion : tilleul, lierre terrestre, fleurs de bourrache, fleurs pectorales, etc.

2º **Macération.** — On laisse la substance en contact avec l'eau froide pendant 12 heures environ. On traite ainsi la gentiane, le houblon, etc.

3º **Décoction.** — On fait bouillir pendant un temps variable de 5 à 10 minutes selon la dureté des substances. On prépare ainsi les tisanes de riz, d'orge, de salsepareille, en général les racines. Les tisanes doivent toujours être sucrées avec du sirop de tolu, pectoral, etc.

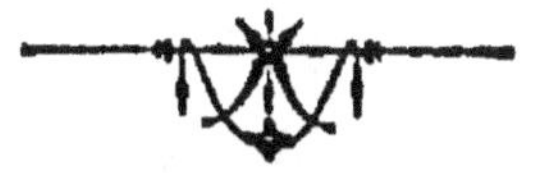

TABLE DES MATIÈRES

DEUXIÈME PARTIE. — **MÉDECINE VÉTÉRINAIRE**

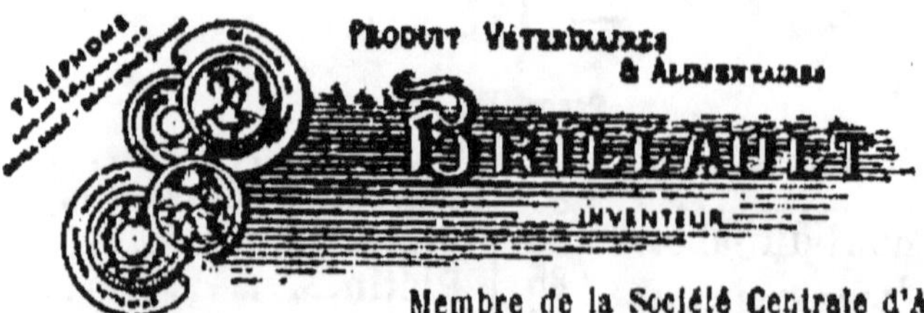

Membre de la Société Centrale d'Agriculture
des Deux-Sèvres
Membre de la Société des Agriculteurs de France
Membre de la Société des Viticulteurs de France

BEAUVOIR-SUR-NIORT
(Deux-Sèvres)

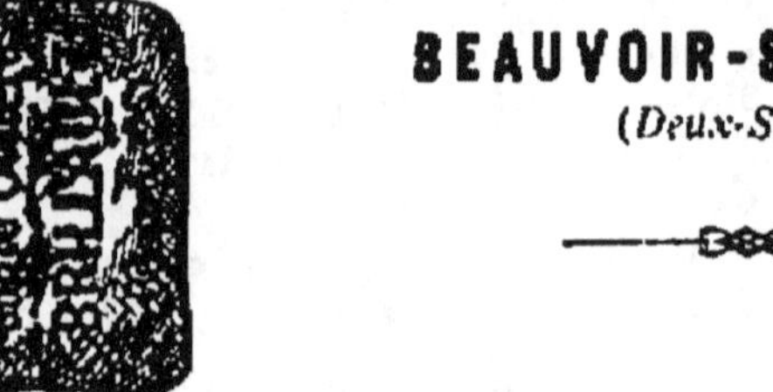

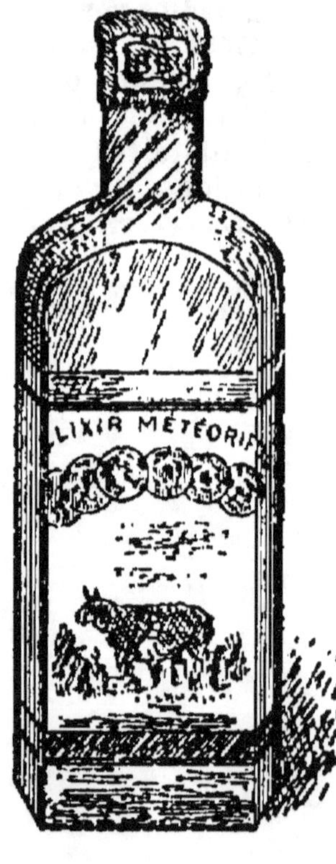

La Maison envoie tous ses produits franco de port et d'emballage et par retour du Courrier, à toutes les personnes qui lui en font la demande (*joindre un mandat poste à chaque commande*), elle possède des représentants dans chaque arrondissement ; bien faire attention aux imitations. Voyez plus loin la nomenclature de chaque produit et exigez-les tels qu'ils sont décrits.

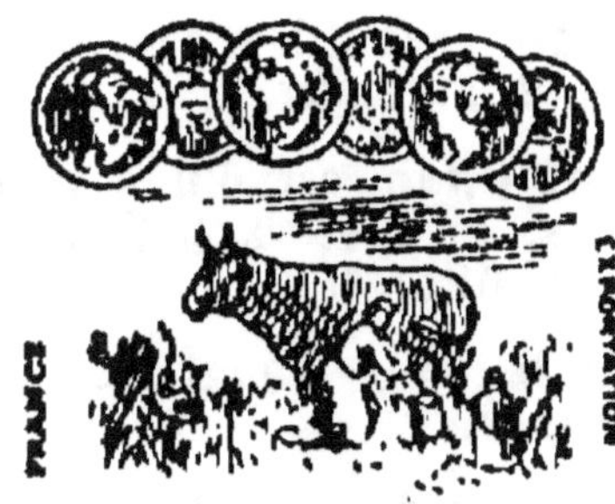

NOMENCLATURE
DES
PRODUITS
VENDUS PAR LA
Maison BRILLAULT
à BEAUVOIR-sur-NIORT
(Deux-Sèvres)

Indispensables dans la Petite Pharmacie du Cultivateur

L'Elixir Météorifuge, seul produit infaillible pour combattre instantanément la météorisation ou enflure des ruminants et les coliques gazeuses de tous les animaux, ce produit guérit aussi les maladies vermineuses, les piqûres de bêtes venimeuses, le gonflement du jabot chez les animaux de basse-cour, les rhumatismes, hydartrose, capelet et bien d'autres maladies que vous trouverez à l'intérieur de ce livre.

Le Liquide Anti-Aphteux, guérit en 3 jours la fièvre aphteuse.

La Poudre Utéro-Excitante produit le rut chez les animaux dans la saison qui convient le mieux, au gré de l'éleveur.

La Poudre Progerminative assure la saillie des vaches, juments, truies, brebis, etc.

La Poudre Styptique guérit radicalement, le piétin des moutons, le crapaud des chevaux, les javarots, eaux aux jambes et toutes les plaies en général chez les hommes et les animaux.

L'Anti-Cholérique Russe, spécifique curatif et préservatif du choléra des volailles.

La Poudre Vendéen ou Anti-Dyssentérique est infaillible pour guérir en peu de jours la diarrhée des veaux, poulains, agneaux, porcs, etc.

La Poudre Adoucissante contre la gourme des chevaux et la toux de tous les animaux.

La Poudre Insecticide infaillible contre les poux et les parasites de tous les animaux.

La Poudre Anti-Goutteuse est d'une réelle efficacité contre les gouttes, grippettes, petit-train, pica, rhumatismes des vaches laitières.

La Provende Brillault pour l'engraissement rapide des animaux domestiques.

La Farine Lactée Brillault ou lait artificiel, remplace avantageusement le lait de la mère chez les jeunes animaux, dix fois plus économique que le lait naturel.

La Poudre Ovifère fait pondre les poules même par les plus grands froids et sans interruption, le rendement est doublé.

Le Coricide Châtelain est infaillible contre les cors aux pieds, durillons, verrues, etc.

La Poudre Algérienne, préservatif et curatif de toutes les maladies des porcs, telles que rouget, petite vérole, angine, rhumatismes, dentelée, inflammation des intestins.

L'Indispensable empêche la formation des vers dans les fromages et les jambons tout en les bonifiant.

Je vous prie de ne pas confondre les agents de la Maison Brillault, avec certains coureurs représentant des Maisons plus ou moins similaires, mais dont les produits sont, de l'aveu de tous les hommes compétents, bien inférieurs aux miens.

ÉLIXIR MÉTÉORIFUGE BRILLAULT

Plus rien à craindre
par son emploi, de la météorisation ou enflure,
terrible maladie des animaux

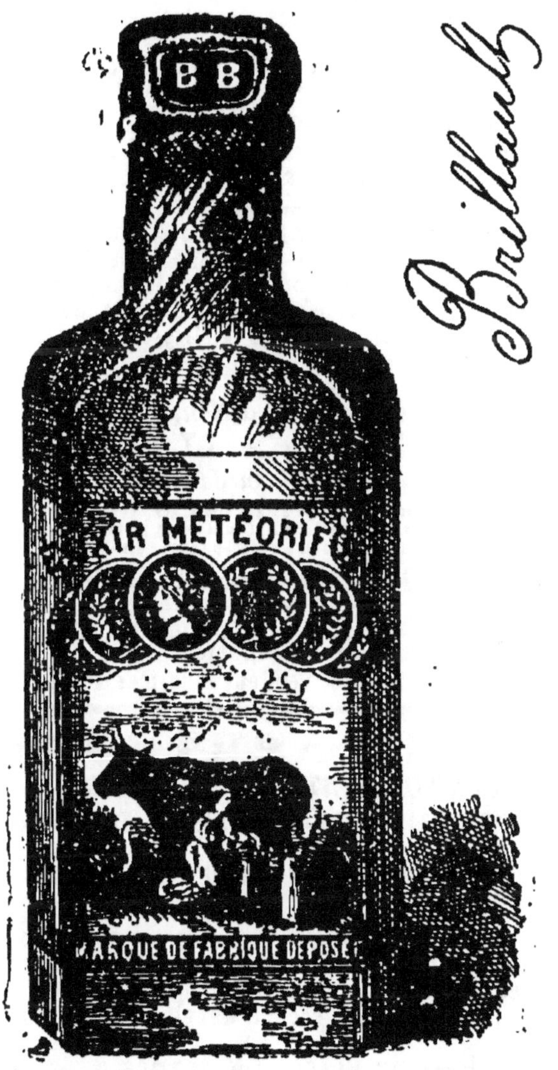

Tous mes flacons sont recouverts d'une enveloppe de papier
rose, sur laquelle est apposée *une étiquette en PAPIER ROUGE*
portant ma marque de fabrique et ma signature, comme ci-dessus.
A la partie supérieure, un cachet de cire brune avec les initiales
B. B. L'étiquette rouge indique la manière de se servir de

L'ÉLIXIR MÉTÉORIFUGE BRILLAULT

L'ÉLIXIR MÉTÉORIFUGE BRILLAULT

GUÉRIT :

La météorisation ou *enflure* des animaux.
Les Coliques et les Indigestions.
Les Maladies vermineuses.
Les Piqûres de bêtes venimeuses, chez les hommes et chez les animaux.
Le Gonflement du jabot, chez les animaux de basse-cour :
L'Inflammation des mamelles chez les vaches laitières.
Les rhumatismes, hydartrose, capelet, etc.

Voir à l'intérieur de ce petit livre la manière de guérir toutes ces maladies avec cet Élixir.

Le prix du flacon est de **4 francs** ; pour cette modique somme, vous pouvez guérir 10 pièces de gros bétail, attendu qu'une dose ne revient qu'à **30** ou **40 centimes**, de même que pour **15 à 20 centimes** vous guérissez un veau de moins d'un an et pour **5 à 10 centimes** vous guérissez un mouton, une chèvre, un porc ou un chien.

Adresser toutes les Commandes à Monsieur

BRILLAULT

INVENTEUR médaillé

Membre de la Société Centrale d'Agriculture des Deux-Sèvres
Membre de la Société des Agriculteurs de France
Membre de la Société d'Horticulture et de Viticulture des Deux-Sèvres

BEAUVOIR-SUR-NIORT (2-Sèvres)

Expéditions franco de port et d'emballage en toute gare, aux prix indiqués, contre mandat-poste.

Les AGENTS de ma Maison vendent tous mes Produits.

FIÈVRE APHTEUSE

GUÉRISON CERTAINE EN 3 JOURS

par le LIQUIDE ANTI-APHTEUX BRILLAULT

Voir à l'intérieur la façon de traiter cette maladie avec ce produit.

La dose de *liquide anti-aphteux* nécessaire pour une cure est livrée dans un petit flacon carré, entouré d'une enveloppe de papier jaune et d'une étiquette verte, indiquant le mode d'emploi, et à sa partie supérieure un cachet de cire brune, portant les initiales B. B.

PRIX DU FLACON : **4 francs.**

Chaque flacon est envoyé franco à la gare la plus rapprochée de l'acheteur, contre un mandat-poste de 4 fr., adressé à

M. BRILLAULT, inventeur,

à BEAUVOIR-sur-NIORT (Deux-Sèvres)

FARINE LACTÉE BRILLAULT

Dix fois plus économique que le lait naturel

(Le mode d'emploi est à l'intérieur de chaque sac).

PRIX ET MODE D'EXPÉDITION

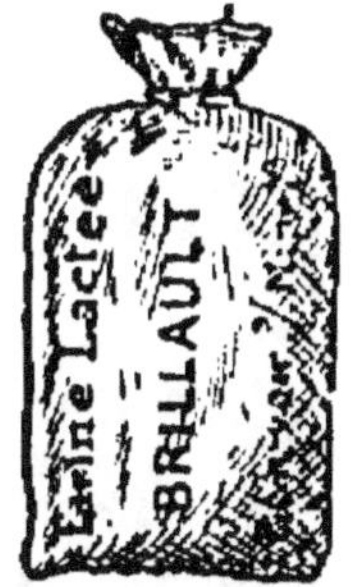

La Farine Lactée se vend aux conditions suivantes :

PRIX
Le sac de 10 kil.	**10 fr.**
— de 25 kil.	**22**
— de 50 kil.	**38**
— de 100 kil.	**78**

Nous tenons également à la disposition des éleveurs des *sacs d'essai de 5 kilogs* au prix de 6 fr. l'un.

Tous nos envois sont faits *franco* en toute gare indiquée par l'acheteur.

PROVENDE BRILLAULT

Tonique Apéritive, Fortifiante et Hygiénique

pour

l'engraissement rapide des animaux domestiques

PRIX : 7 fr. les 2 kilos 500 — 3 fr. le kilo.

Franco en toute gare contre mandat-poste

POUDRE ANTI-GOUTTEUSE

DE R. PUY

Pharmacien de 1ʳᵉ Classe

PRIX : 9 Francs les 2 kilos 500

La dose de 2 k. 500 est généralement nécessaire pour assurer la guérison complète chez les grands animaux ; c'est pourquoi cette dose a été adoptée. Mais, pour répondre à de nombreuses demandes, nous vendons le même produit dans des sacs de 1 kilo, pour petits animaux, ou pour essai, *au prix de 4 francs.*

Cette Poudre guérit les Gouttes, Grippettes, Petit-Train, Pica, Rhumatismes des vaches laitières.

Expédition Franco contre Mandat-Poste

(Tous nos envois sont faits par retour du Courrier)

LE TRÉSOR DE LA BASSE-COUR

VOS POULES PONDRONT SANS INTERRUPTION
MÊME PAR LES PLUS GRANDS FROIDS

par l'emploi rationnel de

LA POUDRE OVIFÈRE BRILLAULT

(Voyez la description au mot Ponte des Poules)

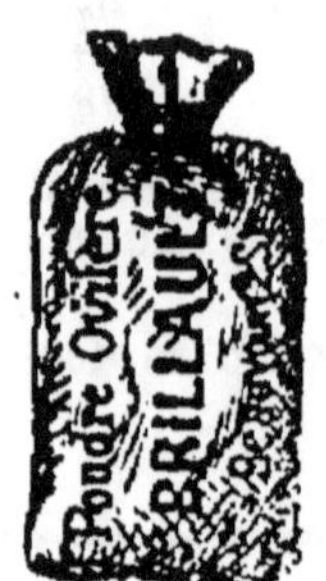

PRIX ET MODE D'EXPÉDITION

La Poudre Ovifère se vend aux
CONDITIONS SUIVANTES :

PRIX
le sac de 2 k. 500	5 fr.
le sac de 5 kilogs	9 fr.
le sac de 10 kilogs	17 fr.

Nous tenons également à la disposition des éleveurs des *sacs d'essai de 1 kilog* au prix de 3 fr. l'un.

Tous nos envois sont faits *franco* en toute gare, indiquée par l'acheteur ; quand nous sommes obligés d'expédier à domicile, nos prix subissent une augmentation de 0 fr. 25 par colis postal. Nos expéditions sont faites en sacs plombés (BB) du modèle ci-contre, renfermant le mode d'emploi et portant d'un côté la mention « *Poudre ovifère Brillault*, Beauvoir (Deux-Sèvres) » et, de l'autre, notre Marque de Fabrique.

MODE DE PAIEMENT

Toutes les commandes faites directement à la Maison doivent être accompagnées de leur montant en mandat-poste.

Adresser les commandes à M. BRILLAULT, INVENTEUR, à BEAUVOIR-sur-NIORT *(Deux-Sèvres)*.

POUDRE UTÉRO-EXCITANTE CHATELAIN

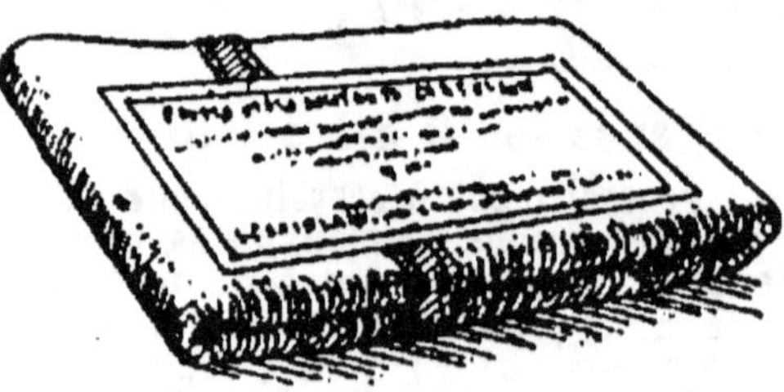

Pour produire le rut chez les animaux domestiques à l'époque qui convient le mieux au gré de l'éleveur.

(Voyez accouplement à l'intérieur du livre).

Le mode d'emploi est à l'intérieur du paquet.

PRIX de la Dose : 2 fr.

(Franco par Poste contre Mandat ou timbres)

POUDRE PROGERMINATIVE

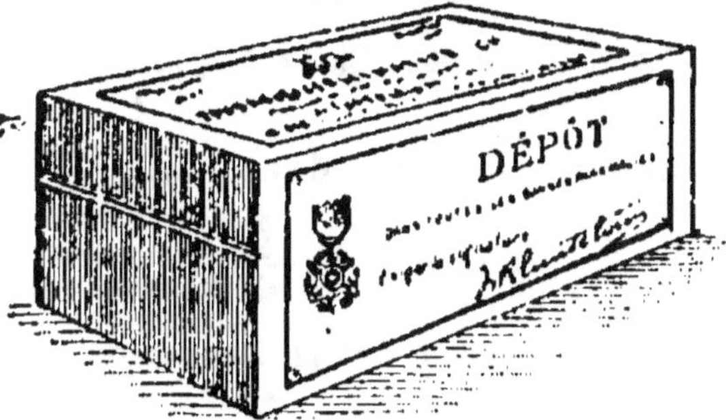

Pour faciliter et assurer la saillie des vaches, juments, etc.

(Voyez accouplement à l'intérieur du livre).

Prix de la Boîte : 2 fr., (Franco par Poste contre Mandat ou Timbres).

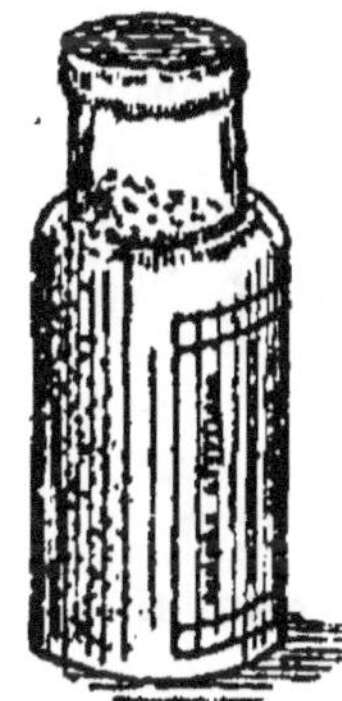

POUDRE STYPTIQUE

Astringente, Siccative et Anti-Putride

Contre le piétin des moutons, Crapeaux du cheval, crevasses, eaux aux jambes, javards, fourchettes échauffées, panaris, plaies du garrot et toutes les plaies en général chez les hommes et les animaux.

(Voyez tous ces mots à l'intérieur du livre).

Prix du Flacon : 2 fr. (Franco par Poste contre Mandat ou Timbres).

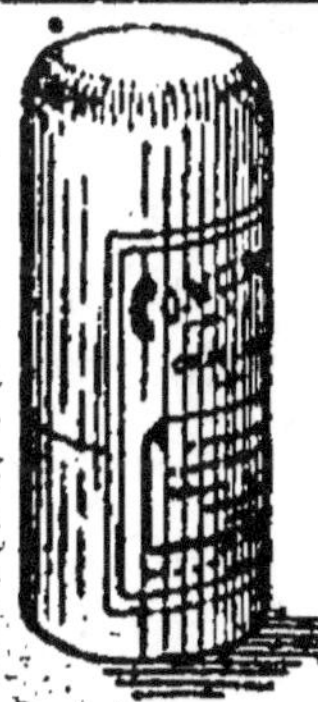

CORICIDE CHATELAIN

Guérison infaillible des Cors aux Pieds, Durillons, Verrues, etc.

(Voyez Cors aux Pieds, 1re partie).

Prix du Flacon : 1 fr. 25

(Franco par Poste contre Mandat ou Timbres).

Adresser toutes les commandes à **M. BRILLAULT**, Inventeur, à BEAUVOIR-sur-NIORT (Deux-Sèvres).

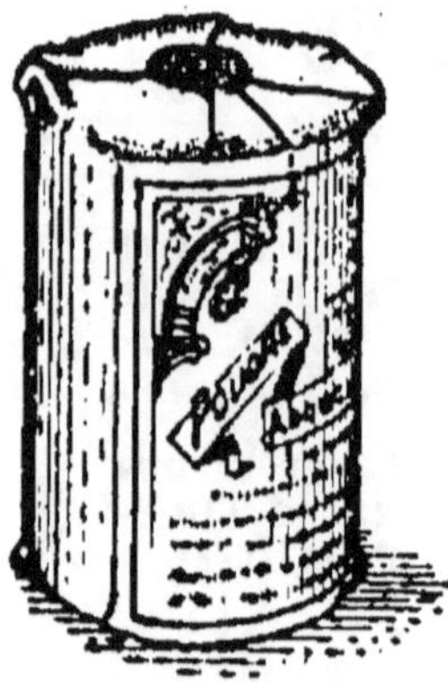

POUDRE ADOUCISSANTE

Contre la toux des Chevaux, gourme, angine, etc.

(*Voyes ces mots, 2ª partie du volume*).

Prix de la Boîte : **3 fr.**

(Franco par Poste contre Mandat ou Timbres).

POUDRE VANDEN ou ANTI-DYSSENTÉRIQUE

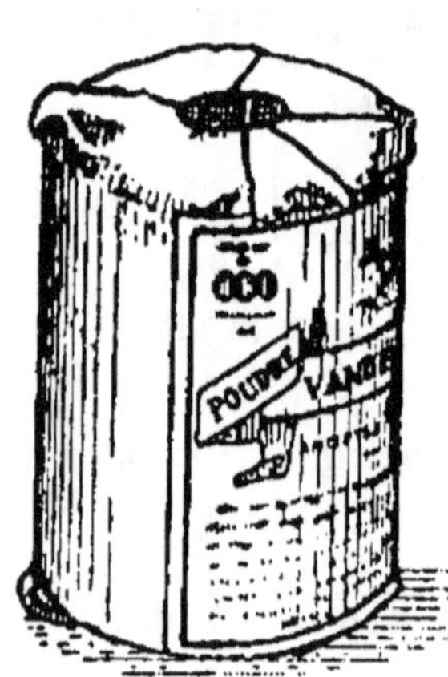

Contre la diarrhée des veaux, poulains, agneaux, porcs, etc.

(*Voyes ces mots, 2ª partie du volume*).

Prix de la Boîte : **3 fr.**

(Franco par Poste contre Mandat ou Timbres).

POUDRE ANTI-CHOLÉRIQUE RUSSE

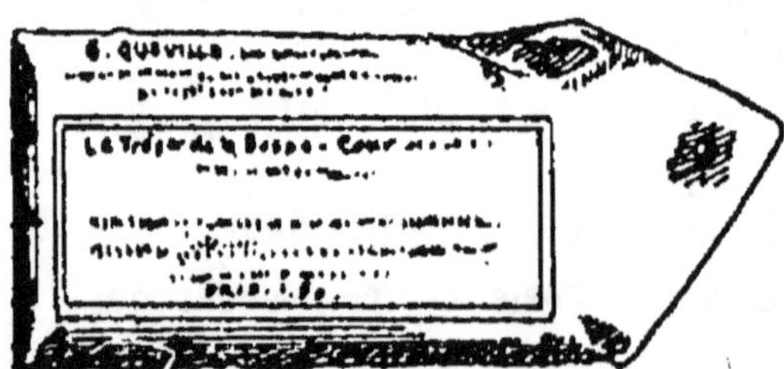

Curatif et préservatif du Choléra des Volailles.

(*Voyes 2ª partie du volume*).

Prix du Sachet : **1 fr. 50** (Franco par Poste contre Mandat ou Timbres).

L'INSECTICIDE BRILLAULT
Infaillible contre la destruction des vermines des volailles

L'*Insecticide* débarrasse également les autres animaux des puces ou autres parasites qui les incommodent.

Prix : Franco par la Poste, 2 fr. 50
le sac de 250 gr.

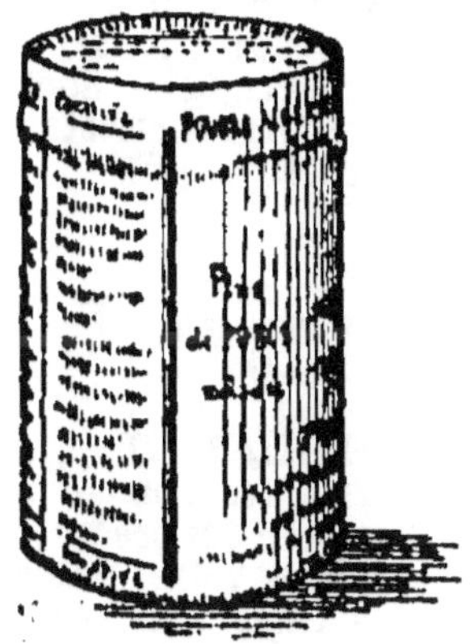

Poudre Algérienne

Préservative et Curative de toutes les Maladies du Porc

(Rouget, Petite vérole, angine, rhumatismes, Dentelée, Inflammation des intestins et des poumons).

PRIX DE LA BOITE :

3 fr. *dans nos dépôts et* 3 f. 60 *franco gare contre Mandat ou Timbres.*

PRIX DE LA 1|2 BOITE

1 f. 50 *dans nos dépôts et* 1 f. 90 *franco par poste contre Mandat ou Timbres.*

Par 6 Boîte ensemble ou assorties ou avec d'autres produits de la maison ces boîtes ne seront côtées que 3 fr. et 1 f. 50 franco toutes gares.

Une remise est faite à tous les Épiciers, Droguistes, Maréchaux, etc.

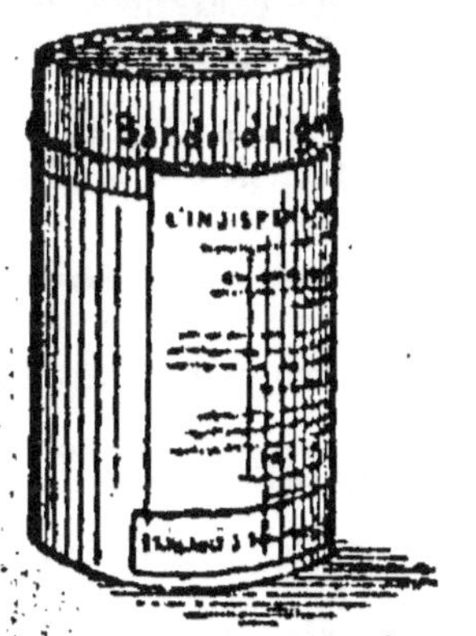

L'INDISPENSABLE
Poudre inoffensive et antiseptique dite POUDRE à FROMAGES

Selon la formule de M. BLANC, Chimiste

Ce produit empêche les vers de se mettre dans les fromages et les jambons.

La boîte pour 80 à 100 fromages ordinaires

PRIX : 1 f. 25 dans les dépôts ou 1 f. 45 franco par Poste.

Par 6 boîtes à la fois ou avec d'autres produits de la maison 1 fr. 25 seulement franco toutes gares.

(Une remise est faite à tous les Épiciers, Droguistes, etc.)

Adresser toutes les commandes à **M. BRILLAULT**, Inventeur, à BEAUVOIR-sur-NIORT (Deux-Sèvres).

AVIS concernant les Expéditions

Les Flacons *Météorifuge, les Provende, Poudre Ovifère, Farine lactée, Poudre anti-goutteuse, Poudre Algérienne, Liquide anti-aphteux*, ne peuvent s'expédier que par chemin de fer. (*Il faut donc avoir bien soin d'indiquer la gare la plus rapprochée*). Tous les autres produits peuvent s'expédier séparément par la poste. Toutes les expéditions sont faites le jour même de la réception de la commande.

La Maison **BRILLAULT**, possède des représentants dans tous les arrondissements de France ; vendant tous ses produits elle est aujourd'hui universellement connue, elle tient à la disposition des incrédules des milliers de certificats attestant élogieusement l'efficacité de toutes ses spécialités.

AVIS TRÈS IMPORTANT

On vient de signaler à la **Maison BRILLAULT**, que des gens peu scrupuleux sillonnent la campagne, les uns se disent représentants de la maison et essaient de placer des produits sans valeur qui bien souvent pourraient causer dans votre étable des pertes irréparables, les autres inondent les campagnes de journaux, de brochures, de tableaux et vont même jusqu'à diffamer la maison et ses agents. Aussi, chers lecteurs, méfiez-vous de ces imitateurs éhontés, de ces détracteurs de bas étage, de ces gens aux abois qui viennent avec leur beau langage ou avec leurs imprimés mensongers, vous offrir leurs produits sans valeur. Signalez à la maison tous ces diffamateurs, dites-lui tous les propos, qu'ils vous tiendron et le jour où ces chevaliers d'industrie dépasseront certaines limites, n'oubliez pas qu'il y a en France des tribunaux pour punir les diffamateurs.

N'achetez jamais aucun produit sans vous assurer qu'ils proviennent bien de ma maison et qu'ils ressemblent bien aux reproductions faites aux pages précédentes.

La Maison voulant augmenter son personnel demande

UN AGENT POUR CHAQUE CANTON

Elle accepte tous ceux qui en sont dignes.

Joindre un timbre pour la réponse.

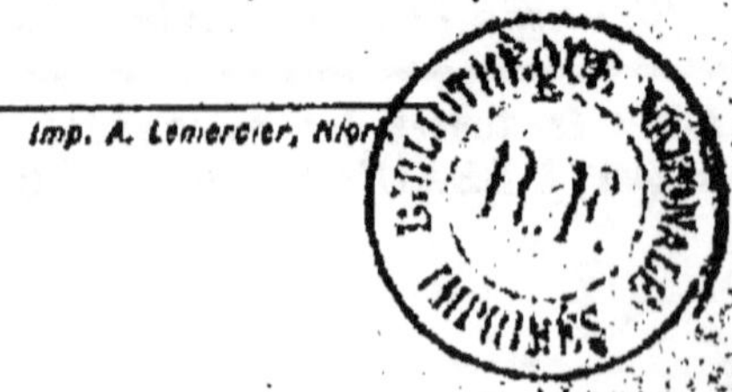

Imp. A. Lemercier, Niort

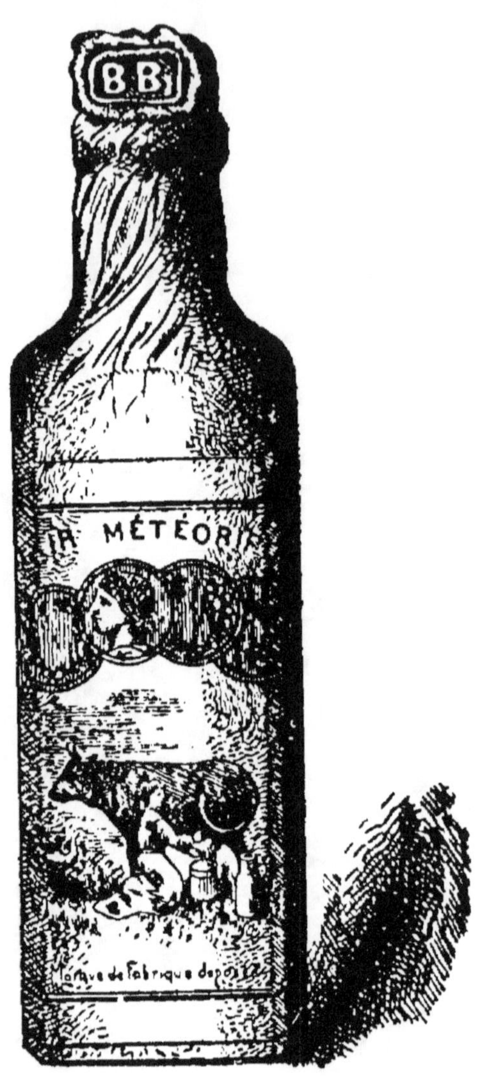
BB
LA MÉTÉOR